Vivre avec une maladie génétique

Marcela Gargiulo
en collaboration avec Martine Salvador

# Vivre avec une maladie génétique

Albin Michel

# Introduction

Apprendre que son enfant, son conjoint ou soi-même est atteint d'une maladie génétique incurable, handicapante, évolutive, voire mortelle, est un moment d'effroi absolu. Ce bouleversement personnel majeur va toucher aussi de plein fouet toute la constellation familiale. Conjoints, parents, enfants, frères et sœurs, grands-parents seront, chacun à leur manière, traversés par cette nouvelle donne. La vision que la famille a d'elle-même, de son passé, de son présent et surtout de son avenir risque alors de s'effondrer, avec ses certitudes. La maladie génétique introduit une rupture, un avant et un après, qui pourra marquer définitivement leurs vies. Les projets, les rêves de futur, les illusions d'un avenir sans failles sont revus et corrigés, voire abandonnés à la lumière de cette information : « Il y a une maladie génétique dans notre famille. »

Dans certaines familles, le risque de transmettre une maladie génétique est très élevé et le couple, à chaque grossesse, est confronté à de douloureuses questions : « Ai-je le droit de donner la vie si je risque de transmettre ma maladie à mon enfant ? Ne me reprochera-t-il pas de lui avoir donné la vie, alors que je savais quel risque il encourait ? Serai-je capable d'accueillir un enfant différent ? Quelles sont les limites du supportable pour moi, pour mon conjoint ? »

Il arrive aussi que la maladie fasse irruption sans prévenir dans la vie d'une famille sans histoire, à la naissance d'un enfant par exemple. Les parents découvrent qu'ils sont porteurs d'une anomalie sur un seul exemplaire du gène : eux-mêmes ne courent aucun risque d'être malades, mais leur rencontre hasardeuse a déterminé la maladie chez leur enfant. Dans d'autres cas, après la naissance d'un garçon malade, la mère découvre qu'elle risque de transmettre la maladie à ses fils, et que ses filles à leur tour pourraient la transmettre à leurs propres enfants.

L'existence de tests génétiques présymptomatiques permet de connaître son statut génétique et de savoir si l'on sera concerné par la maladie qui touche d'autres membres de sa famille. Ce progrès formidable constitue, dans certains cas, un outil de prévention précieux. Mais cette connaissance, jusque-là inaccessible à l'être humain, peut aussi se révéler très difficile à vivre quand il s'agit de maladies pour lesquelles il n'existe ni traitement ni prévention. Vaut-il mieux savoir que l'on sera un jour atteint d'une maladie incurable ou rester dans l'ignorance ?

Les maladies génétiques concernent tous les âges et toutes les périodes de la vie. Elles peuvent apparaître dès la naissance, mais également à l'âge adulte, sans crier gare, dans une vie que l'on croyait protégée. Chacun de nous peut être concerné un jour.

Lors de la découverte de la maladie, les membres d'une famille peuvent exprimer leurs émotions, échanger des paroles réconfortantes, et ce partage va les rapprocher. L'épreuve peut en effet révéler la force des liens qui unissent une famille, lui permettant de se relever plus unie et plus forte.

Mais j'ai vu souvent des familles sombrer dans le silence, dans la peur de nommer la maladie. Se dire et dire aux autres que « c'est génétique » peut sembler insurmontable lorsque ces mots sont vécus comme potentiellement destructeurs, comme une menace, telle une bombe à fragmentation familiale qui pourrait dévaster la vie de chacun.

Quel que soit le mode de transmission de la maladie génétique, son apparition peut provoquer honte et culpabilité. Ces sentiments se cumulent avec un sentiment d'injustice, voire de ressentiment : « Qu'ai-je fait ? Pourquoi moi ? » Et parfois : « Pourquoi pas moi ? » L'idée de maladie héréditaire renvoie à des questions sur les origines et la filiation : « Mes parents sont-ils mes parents biologiques ? Comment la maladie est-elle apparue dans ma famille ? Quelle faute ma famille a-t-elle commise pour être ainsi punie ? » C'est pourquoi les individus frappés par la maladie génétique obligent souvent leur famille à un travail de vérité difficile à vivre. Chacun est tenu alors de sortir les cadavres du placard, de dévoiler les vieux secrets enfouis dans la mémoire familiale, de dire ce qui a toujours été tu. Certains souhaiteraient faire l'économie de cette douloureuse mise à nu. Mais la découverte de la maladie confronte l'individu à un problème de conscience. Laisser d'autres membres de la famille dans l'ignorance du risque encouru, pour eux et pour leur descendance, signifie les priver d'une information qui leur appartient, voire mettre leur vie en danger. C'est pour cela que les maladies génétiques, bien plus que d'autres, créent une tension forte, conflictuelle, entre bien individuel et bien commun.

Enfin, les maladies génétiques, souvent héréditaires, suscitent des questionnements qui touchent à l'essence même de la condition humaine, comme le mystère des origines ou les inégalités biologiques. Être du même sang ne signifie pas toujours avoir le même destin biologique, ce qui creuse des différences au sein de la fratrie. Et l'idée de hasard, véhiculée par la génétique, suscite une révolte face à ce qui est vécu comme inadmissible et injuste. Le sens même de la vie peut être interrogé par la maladie : la vie vaut-elle la peine d'être vécue ? À quelles conditions ? Comment ne pas perdre son élan vital lorsque sa vie et celle de sa descendance sont menacées par une maladie grave et héréditaire ?

Toutes ces questions traversent les individus touchés par la maladie et bouleversent l'image qu'ils ont d'eux-mêmes, de leurs valeurs, de leur vie. Leur cheminement personnel, leur manière de s'interroger, de trouver des réponses à des questions parfois insolubles selon leur histoire singulière sont riches d'enseignement.

J'essaierai de vous faire découvrir mon expérience de psychologue clinicienne auprès d'eux. Je voudrais vous faire partager les parcours de certaines familles dans l'espoir qu'ils puissent devenir simplement utiles à ceux qui se trouvent, à leur tour, confrontés à cette épreuve...

*Note au lecteur :* Ce livre a pour but d'évoquer les problèmes psychologiques qu'une famille peut rencontrer lorsqu'elle est confrontée à une maladie génétique. Il ne traite pas des aspects médicaux de chaque pathologie, mais du vécu de chacun : parents, couple, enfant, adulte. Chaque mode de transmission induit des problématiques particulières que nous avons voulu mettre en lumière, mais quelle que soit la maladie, elle engendre des difficultés communes à toutes les autres et le lecteur pourra trouver dans chaque chapitre une réflexion susceptible de l'aider à comprendre ce à quoi il est confronté.

# 1

# Le choc de l'annonce

## L'exemple des maladies récessives autosomiques

> « La naissance d'un enfant anormal ou la découverte d'un handicap confronte les parents à la question de l'absurde. Or l'esprit humain est ainsi constitué qu'il ne peut s'empêcher d'attribuer un sens à tout événement aussi absurde soit-il. »
>
> Simone Korff-Sausse

Une vie peut basculer, prendre une direction inconnue, insoupçonnée, radicale. Un jour, un homme et une femme en bonne santé, sans antécédent de maladie génétique dans leurs familles, apprennent non seulement que leur enfant est malade, mais aussi qu'étant tous deux porteurs sains du même gène altéré, ils contribuent, chacun pour moitié, à sa maladie. Devant ce hasard qui a réuni, sans qu'ils le sachent, deux porteurs d'un même gène défaillant, cet homme et cette femme sont alors envahis par un douloureux sentiment d'injustice[1].

1. Pour chaque enfant, le risque d'être atteint est de 25 %. La probabilité qu'ils héritent d'un seul gène défectueux est de 50 % : ils seront alors porteurs sains comme leurs parents. La probabilité qu'un des enfants n'hérite d'aucun gène défectueux – c'est-à-dire ne soit ni porteur ni malade – est de 25 %.

L'information est là, précise, scientifique, froide, mais la maladie, elle, est du domaine de l'inacceptable, de l'impensable. De l'absurde.

## Des mots gravés dans la mémoire

Des années après, les parents se souviennent du jour de l'annonce du diagnostic, de l'endroit précis, du temps qu'il faisait : ce moment reste gravé dans leur mémoire à jamais. Des expressions comme « Le ciel m'est tombé sur la tête », « Je ne comprenais plus rien », « Tout s'est effondré » sont souvent utilisées pour décrire le choc ressenti.

Les premiers mots prononcés par les médecins sur l'état de l'enfant et son évolution probable, la manière dont il a été accueilli par les équipes soignantes sont toujours déterminants. Le fait, par exemple, que les médecins croient à un avenir pour leur enfant se révèle essentiel. Ce regard les rassure et favorise la relation de confiance entre parents et soignants, qui est si importante pour la suite. De plus, il les autorise à se projeter dans le futur, à reconstruire progressivement un projet pour leur enfant et à lui faire partager leur espérance.

La manière d'annoncer une maladie a une incidence directe, et à long terme, sur le processus d'adaptation à la maladie. L'annonce est rarement un moment unique, plutôt une succession dans le temps, une addition d'indices qui vont amener à prononcer le nom de la maladie à un moment précis. Pour les parents, c'est un moment crucial de leur vie, susceptible de condamner tout espoir d'avenir pour leur enfant ou bien d'inaugurer une reconstruction, puisqu'il n'existe pas d'autre voie possible que celle de réapprendre à vivre. Lorsque le diagnostic vital n'est pas compromis à court terme, toute prédiction sur l'évolution de la maladie a des effets potentiellement délétères sur le devenir de l'enfant. Des phrases mortifères telles que « Votre enfant ne marchera jamais », « Il n'apprendra pas... », « Il ne vivra pas au-delà de... » devraient être bannies. Lors de la révélation du diagnostic, il s'agit au contraire d'ouvrir un espace, de laisser aux parents le temps de reconstruire un projet. Cette démarche permet de mieux se défendre contre l'émergence d'images de détérioration ou de mort. P. Mazet[1] observe que « lorsque parents et enfant se préoccupent de l'avenir, les professionnels doivent l'aborder de manière très ouverte, nuancée, respectueuse de toutes les incertitudes pour ne pas dire ignorances ». Bien que les connaissances scientifiques permettent une représentation assez précise des conséquences de la maladie et du handicap, « l'avenir n'est écrit nulle part ». P. Mazet souligne combien il est nécessaire pour l'enfant et ses parents « d'avoir un projet ouvert où l'espoir est présent, non dans un déni de la maladie, mais dans une adaptation progressive à la réalité ».

L'annonce peut représenter un « terrible soulagement » lorsqu'elle survient après des mois, des années d'errance diagnostique. Pouvoir mettre un nom sur la maladie permet aux parents d'en finir avec les doutes qui les minaient. Avant le diagnostic, certains se sont déjà posé mille et une questions sur l'évolution de leur enfant. Ils sentaient bien que « quelque chose n'allait pas », mais essayaient de se raisonner et d'oublier. Les parents évoquent rétrospectivement cette période pleine d'incompréhension et de solitude : « Je savais que ma fille avait quelque chose bien avant que le diagnostic ne soit posé. Je le ressentais au fond de moi, mais tout le monde me disait que j'étais folle, que

1. Mazet P.H., Briard M.L., Firschmann M., Gargiulo M., *Maladies génétiques des histoires de famille, Guérir les souffrances familiales*, PUF, 2004.

j'exagérais, que je me faisais des idées. Même le pédiatre me disait que j'étais trop anxieuse et que je comparais trop ma deuxième avec l'aînée ! » Parfois, les difficultés de l'enfant sont là, mais on leur oppose des arguments dérisoires : « Il est fainéant », « Il est capricieux », « Il ne veut pas grandir ». L'angoisse est évidemment majorée lorsque des explications psychologiques culpabilisantes cherchent à expliquer les problèmes : « Vous surprotégez votre fils, c'est pour ça qu'il ne marche pas encore », « Votre fille est parfaitement normale, mais vous êtes trop anxieuse, madame, et vous ne la laissez pas progresser à son rythme »... Je me souviens d'une mère qui, apprenant que sa fille était atteinte d'une maladie génétique, s'est mise à pleurer de joie : « On m'avait dit que c'était psychologique. Maintenant je sais que je ne suis pas responsable de ce qui lui arrive ! »

## D'ABORD, LE DÉSESPOIR

Lors de l'annonce d'une maladie récessive, les parents découvrent qu'ils sont porteurs d'une anomalie génétique sur un seul exemplaire du gène : eux-mêmes ne courent aucun risque d'être malades, mais leur rencontre a déterminé la maladie chez leur enfant. Or la probabilité qu'ils soient tous deux porteurs du gène en un seul exemplaire était infime, ce qui suscite leur révolte contre un sort inexplicable et injuste.

Les réactions des parents sont diverses, parfois déconcertantes. Il ne faut pas seulement s'attendre à voir des parents être tristes et pleurer. Le diagnostic médical qui scelle le destin de l'enfant peut ainsi être remis en cause par les parents qui refusent la maladie et veulent entendre autre chose que cette « condamnation ». Certains deviennent agressifs, ils sont en colère et peuvent se montrer querelleurs, en particulier envers le corps médical, annonceur, selon eux, de la mauvaise nouvelle et incapable d'apporter des solutions aux problèmes dramatiques auxquels ils sont confrontés. Le corps médical, notamment le médecin annonceur, peut devenir un mauvais objet sur lequel les parents vont déverser toute leur rage. Ces parents peuvent rester enfermés dans une attitude de reproche, de revendications, comme si le médecin leur était redevable de leur avoir enlevé ce qu'ils avaient de plus précieux : leur insouciance. Difficile, dans ces conditions, de créer une alliance thérapeutique, pourtant si nécessaire pour le bien de l'enfant.

D'autres parents expriment plus ou moins ouvertement un grand désarroi. La somatisation est l'une des réactions fréquemment observée chez les parents : le corps devient le lieu d'expression d'une angoisse qui n'arrive pas à s'extérioriser autrement. Par ce biais, certains parents manifestent un désir profond de régresser et d'être pris en charge, comme le père de Thomas, atteint d'une amyotrophie spinale[1] infantile. Lorsqu'il accompagne son fils pour ses hospitalisations régulières, c'est lui qui s'allonge dans le lit d'hôpital tandis que l'enfant reste assis dans le fauteuil roulant, une façon pour le père de dire qu'il a lui aussi besoin d'être pris en considération, d'être vu comme quelqu'un qui souffre et pas seulement comme le parent toujours fort et solide de Thomas.

Pour mieux comprendre l'état de profond désespoir dans lequel certains parents peuvent se trouver, je

1. Les amyotrophies spinales sont des maladies neuromusculaires héréditaires à transmission autosomique récessive. On estime leur prévalence à une naissance sur six mille à dix mille. Elles sont dues à la dégénérescence de certaines cellules nerveuses (motoneurones) de la moelle épinière : les nerfs moteurs des muscles sont lésés et meurent, l'ordre du mouvement n'est plus acheminé jusqu'aux muscles. Inactifs, ceux-ci s'affaiblissent, s'atrophient et se rétractent.

reproduis ici des fragments de la lettre d'un père dont le contenu a été modifié pour préserver la confidentialité. Sa fille est atteinte d'une amyotrophie spinale, une maladie génétique grave. Il vient de l'apprendre et m'envoie cette lettre après l'un de nos premiers entretiens.

*Chère madame,*

*Je me retrouve chez moi, après notre entretien de cet après-midi, à vous écrire parce que le temps passé dans votre bureau m'a paru si court ! Pourtant, vous nous avez reçus pendant plus d'une heure, mais il y a des choses qui peut-être seront plus faciles à écrire qu'à dire. De plus, je ne voulais pas dire certaines choses devant ma femme. Elle est si bouleversée en ce moment !*

*Quand le médecin nous a annoncé que Noémie était atteinte d'une amyotrophie spinale, quand il a parlé de Noémie, de ma Noémie, quand il a dit ce que serait sa vie – et encore je savais qu'il ne disait pas tout, qu'il nous faudrait peu à peu réaliser toute l'étendue du désastre –, une image ignoble s'est imposée à moi. Un corps monstrueux, recroquevillé sur lui-même, relié à des machines, à des tuyaux, un corps paralysé dont seul le regard laissait voir la vie. J'aurais voulu hurler. Je n'ai pas pu. Je n'ai rien dit. Dans mon esprit, une seule pensée. Terrible. Il ne faut pas laisser faire ça. Je ne veux pas de ça. Je ne laisserai pas cette horreur bousiller ma vie, celle de ma femme. Je ne veux pas voir mon enfant mourir à petit feu. J'ai dit : « Il vaudrait mieux arrêter ça tout de suite. » Mon épouse m'a regardé comme on appelle au secours. Le médecin m'a dit que j'étais sous le choc, que nous reparlerions de tout cela plus tard. Que je devais rencontrer une psychologue rapidement. Moi, je pensais que je ne pourrais plus regarder ma fille, que sa présence même m'était devenue insupportable. Je ne pouvais pas supporter l'idée que je pouvais avoir transmis « ça ». Comme s'il y avait en moi un monstre caché qui s'était exprimé, incarné dans ma fille. Le monstre, c'était moi. J'aurais voulu faire disparaître la trace de mon ignominie, l'effacer de ma vie. Retrouver mon innocence.*

*En attendant la semaine prochaine...*

*Le père de Noémie*

Les propos de ce père révèlent un mouvement pulsionnel d'une grande violence, ce qui lui fait peur et le renvoie à une image monstrueuse de lui-même. Il est terrifié devant son souhait que l'enfant disparaisse, qu'il n'existe plus.

## La blessure

La naissance d'un enfant porteur d'une maladie est une blessure pour les parents, qui voient leur rêve d'un enfant idéalisé se briser dès le début de la vie. Cette profonde désillusion, cette douleur morale peuvent entraîner de vives réactions : rejet, refus de la réalité, culpabilité, pulsions mortifères... Les parents peuvent être submergés, dans un état de grande confusion, fait d'interrogations, de reproches, de culpabilité, mais aussi d'ambivalence vis-à-vis de l'enfant.

L'idée de la mort de l'enfant peut être entendue comme un désir de mort de soi, ou d'une partie de soi-même, celle qui échappe au sujet et dont il n'a pas la maîtrise. La blessure narcissique est telle que le père de Noémie se trouve devant une image de soi inacceptable. Elle révèle une béance qui doit être colmatée, pour ne pas sombrer. C'est pour cela que l'idée de la mort lui semble paradoxalement salvatrice, comme le seul moyen de revenir en arrière, de retrouver l'insouciance, l'innocence.

Ces pensées sont progressivement refoulées et les parents parviennent à sortir de ce premier état de confusion. Au fil du temps, le père de Noémie va changer de position subjective, sortir de sa paralysie et tenter de devenir acteur de la situation qu'il a d'abord subie. Il va se révéler très actif dans la prise en charge de sa fille, braver le regard des autres, chercher à rassurer sa famille et devenir militant dans une association de parents de malades. Je l'ai vu se transformer et s'apaiser au fur et à mesure que ses liens avec Noémie se sont resserrés. Un jour, il m'a dit qu'il ne viendrait plus me voir, qu'il n'en avait plus besoin. Cela arrive souvent lorsque l'on a été entendu dans sa souffrance. Quelques années plus tard, je l'ai rencontré dans une réunion associative. Il m'a dit combien le travail que nous avions fait ensemble, juste après l'annonce du diagnostic, l'avait aidé à éloigner ses idées de mort et à retrouver son amour profond pour Noémie. Il m'a dit combien il était fier d'elle et content de l'avoir comme fille : « Elle m'a toujours regardé avec ses yeux magnifiques, avec tant d'intensité que je n'ai pu m'échapper... et son sourire si doux a tout emporté. »

Le médecin qui a annoncé le diagnostic et a suivi Noémie depuis le début a été pour elle, pour son père et pour sa mère un souffle de vie constant. C'est ce médecin qui a cru la première dans les potentialités de Noémie. Elle a parlé d'elle au futur, l'a projetée dans l'avenir... Quand elle allongeait Noémie sur le lit d'examen, elle constatait qu'elle était comme une poupée de chiffon sur le plan musculaire, mais en même temps, elle ne cessait d'expliquer à ses parents, devant elle, tout ce qu'elle était capable de faire. Ces rencontres entre parents et médecins sont déterminantes pour l'avenir de l'enfant.

Le Pr Annie Barrois, ancien chef du service de réanimation respiratoire à l'hôpital de Garches, décrit avec justesse son travail auprès des parents et en direction de l'enfant : « Le médecin doit pouvoir remettre l'enfant debout, que ce soit physiquement à l'aide d'appareillages ou moralement, pour qu'il trouve un but à sa vie : cela l'aide à grandir. » Même dans les situations les plus dramatiques, il y a toujours un avenir, court ou long. Il ne faut pas que les parents voient leur enfant mort, car cela l'empêche de grandir. Concernant la maladie, « il ne faut pas mentir, mais il ne faut pas enlever l'espoir ». Pour ce médecin, le devoir des parents et des soignants est d'aider l'enfant à être heureux malgré son handicap.

## LE TRAUMATISME

Pour les parents qui n'ont pas envisagé que « cela » puisse leur arriver, les processus psychiques d'adaptation, nécessaires pour affronter la situation, se mettent en œuvre plus difficilement. Surtout si tout allait bien jusque-là : un couple amoureux, une famille unie, une grossesse sans angoisse. Tout se passait dans l'ordre des choses et ils se pensaient protégés. C'était le cas pour les parents de Noémie. Lors d'un entretien, sa mère me dit qu'elle avait rêvé d'avoir trois enfants. Elle les imaginait courir dans son jardin, main dans la main. Aujourd'hui, elle sait que sa fille ne pourra jamais courir, et cela lui paraît insurmontable, impensable, invivable. Le fait de n'avoir jamais imaginé qu'un malheur puisse lui arriver et que l'apparition de la maladie l'empêche d'accomplir ses rêves a créé en elle une plus grande vulnérabilité psychologique.

Le traumatisme[1] est un événement qui, par sa violence et sa soudaineté, entraîne un afflux d'excitation qui met en échec les mécanismes de défense habituels.

1. Mijolla A. de (sous la dir. de), *Dictionnaire international de la psychanalyse*, Calmann-Lévy, 2002.

À l'origine, le terme était utilisé en chirurgie et réservé aux atteintes corporelles. Progressivement, il s'est répandu en se psychologisant par l'intermédiaire de la médecine, puis de la psychanalyse. Selon S. Ferenczi[1], un traumatisme engendre l'anéantissement de soi, de sa capacité à résister, agir et penser. Pour comprendre ce qui fait effet traumatique chez les parents à qui l'on révèle la maladie grave de leur enfant, en général sans traitement et d'origine génétique, il faut retenir plusieurs points soulignés par S. Ferenczi :

• La *soudaineté* : l'événement survient comme par effraction, le psychisme n'est pas préparé à l'affronter, d'où la réaction violente et massive de la personne.

• L'événement est de l'ordre de l'*irreprésentable* : il s'agit d'un événement qui touche le domaine de ce qui n'a pas pu être pensé. Comment se représenter, par exemple, ce que signifie pour un parent le fait de transmettre une maladie génétique – et de pronostic létal – à un enfant aimé et profondément désiré ?

• L'annonce provoque une *sidération* : l'événement par sa puissance traumatique produit un gel de l'activité de la pensée. Il est difficile dans ces moments de comprendre ce qui se passe, d'entendre ce qui est dit, de retenir des informations importantes, comme si la pensée restait tétanisée, figée. Sous le choc, la pensée peut également fonctionner en accéléré : les idées, les pensées, les images se succèdent comme les images d'un train lancé à pleine vitesse sous nos yeux égarés, dans une temporalité modifiée.

• Lors d'un traumatisme, le moi est *débordé* et il n'arrive plus à métaboliser ce qui arrive. Ce qui peut l'amener à se diviser en deux : une partie est comme un sac de farine, complètement anéantie et sans vie ; l'autre est en pilote automatique et fait tout ce qu'il faut

1. Ferenczi S., *Réflexions sur le traumatisme, Œuvres complètes*, IV (1927-1933), Payot, 1982.

pour la survie, sans âme, sans flamme, sans aucune vitalité, seulement parce qu'il faut continuer à vivre.

• La *commotion psychique* survient toujours sans préparation. Pour S. Freud[1], l'« angoisse signal » est protectrice, comme un feu clignotant qui annonce un danger. Lorsqu'il se met à clignoter, nous nous préparons à faire face. Cette préparation est protectrice car elle nous permet d'imaginer notre réaction, elle nous entraîne en quelque sorte à sauter l'obstacle. S. Missonnier avait montré le rôle « anti-traumatique[2] » de l'angoisse signal mise en route par le travail d'anticipation chez les parents qui avaient envisagé l'éventualité d'un problème lors de l'accouchement. Pour l'auteur, ceux-ci réagissent mieux devant cette redoutable épreuve que les parents qui n'avaient pas envisagé cette éventualité.

• La commotion psychique peut augmenter progressivement et se transformer en *volonté d'autodestruction* pour cesser de souffrir : la désorientation, la confusion sont un moyen de réduire la conscience et de diminuer la souffrance, une façon de les endormir. C'est ainsi que l'angoisse traumatique peut engendrer la peur de la folie, face à laquelle les parents luttent pour ne pas sombrer.

## Le passé réactivé

Après l'annonce, les parents peuvent se sentir comme des victimes de guerre ou les survivants d'une catastrophe. Le travail du psychologue s'apparente alors à une clinique du trauma. Il est important de rappeler ici qu'un trauma en réactive toujours un autre,

1. Freud S., *Inhibition, symptôme, angoisse*, *OCF XVII*, PUF, 1926.

2. Missonnier S., « Entre agonie primitive du bébé et angoisse signal, la genèse de l'anticipation », *Neuropsychiatrie de l'enfance et de l'adolescence*, 2005, 53 (1-2), p. 36-45.

plus ancien. Le trauma s'exprime toujours en deux temps et sa signification est rétroactive. La maladie de l'enfant réveille des événements passés en leur insufflant une nouvelle vie. Mais cet événement traumatique peut aussi permettre une nouvelle compréhension du passé. Des conflits restés en suspens vont pouvoir être élaborés en remontant à la conscience. En effet, le trauma attend d'être relié à d'autres représentations pour être intégré dans l'histoire de la personne.

La découverte de la maladie génétique de son enfant apparaît souvent comme la mise à feu d'un autre événement resté enfoui, endormi. Les effets traumatisants de l'annonce font remonter à la conscience un événement jusque-là mis entre parenthèses. La révélation du diagnostic, l'annonce d'une perte à venir réactualisent d'autres pertes passées. La flèche du temps est renversée, elle va du présent vers le passé, donnant à celui-ci des significations nouvelles.

Cette dimension de l'annonce comme détonateur ne lui retire pas sa portée traumatique, mais la relativise en fonction de l'histoire de la personne. Le passé a une importance majeure dans la manière de vivre la réalité imposée par le diagnostic. Pour chaque individu, les suites de l'annonce ne s'inscrivent jamais sur une feuille blanche, mais dans une continuité narrative et historique.

C'est le cas de la mère de Sylvain. Lorsqu'elle découvre la maladie de son fils, elle ne peut s'empêcher de lier cet événement du présent avec un autre événement très douloureux, survenu dans le passé. En effet, elle a quitté son pays d'origine avec le sentiment d'avoir « abandonné » sa mère, sa sœur et sa nièce très malade, pour venir rejoindre l'« amour de sa vie » et l'épouser. Entre-temps, sa nièce est morte. Tout cela émerge aujourd'hui avec une netteté surprenante. Jusque-là, elle a pu éviter cette pensée trop douloureuse, comme endormie en elle. Le choc du diagnostic de la maladie de son enfant fait remonter à la surface une culpabilité refoulée et provoque un effet boomerang de son passé enfoui. Le passé vient ainsi éclairer – donner une signification nouvelle et particulière – à la scène présente. Tout se passe comme si la mère de Sylvain n'avait pas le droit d'avoir un enfant en bonne santé alors qu'elle a abandonné sa nièce malade qui, elle, est morte. Elle va donc vivre l'annonce du diagnostic d'amyotrophie spinale de son enfant comme un châtiment pour sa « faute ». La maladie devient pour elle le tribut à payer – une punition « bien méritée », en somme. La mère de Sylvain s'interroge : « Mon gène défectueux a rencontré le gène défectueux de mon mari, mais pour quelle raison ? J'avais une chance sur cent mille ! Pourquoi sommes-nous tombés amoureux l'un de l'autre ? Je ne crois pas au hasard. Pourquoi c'est mon garçon ? Il faut bien que tout se paye, mais pourquoi doit-il souffrir à cause de moi ? »

## L'utilité du sentiment de culpabilité

Généralement, l'entourage, les soignants font tout pour tenter de déculpabiliser les parents. Objectivement, rationnellement, la mère de Sylvain n'est évidemment en rien coupable de la maladie de son enfant, ni par son comportement passé, ni en termes de génitrice qui transmettrait un gène imparfait. Pourtant, le sentiment de culpabilité du parent apparaît comme intrinsèquement, viscéralement lié à la maladie de l'enfant. Les arguments rationnels avancés aux parents ne peuvent en rien l'apaiser.

Et si cette culpabilité avait un rôle, une utilité, au-delà de la souffrance qu'elle induit ? Et s'il était essentiel de trouver une cause, un sens à ce qui apparaît comme un non-sens, une injustice insupportable, invivable ? S'il était finalement vital de pouvoir donner une réponse à ces « Pourquoi moi ? », « Pourquoi nous ? », « Qu'est-ce que j'ai fait pour mériter cela ? ». Le sentiment de culpabilité chez les parents a comme fonction de donner un sens au non-sens. C'est pour cette raison qu'il ne faut pas les déculpabiliser, mais les aider à prendre conscience des effets de la culpabilité sur eux.

À cet égard, le sentiment de culpabilité traduit aussi chez une personne la volonté d'« y être pour quelque chose ». La maladie a en effet ceci de particulièrement douloureux qu'elle prive, pour un temps au moins, de l'impression de maîtriser sa vie. La volonté de décider du cours des choses, ou du moins d'en contrôler les aléas, apparaît brutalement dérisoire. La confiance en soi, en sa capacité à construire, à protéger, à rendre heureux est remise en cause. Démunie, la personne peut se retrouver tout à coup confrontée à son angoissante impuissance. Et c'est peut-être ce sentiment qui est le plus intolérable. C'est peut-être lui qu'il faut de toute urgence faire taire, au risque de se perdre tout à fait.

Albert Ciccone[1] signale que les parents déploient des fantasmes de culpabilité, scénarios imaginaires reconstruits après coup, dans lesquels ils se désignent comme responsables de la maladie de leur enfant. Ces fantasmes ont une double fonction : atténuer l'impact traumatique (passer du statut d'individu passif qui subit à celui d'individu actif qui crée) ; effectuer un mouvement d'appropriation par lequel la personne devient sujet d'une histoire qui s'impose à elle. De ce point de vue, le sentiment de culpabilité est peut-être le prix à payer, sur le plan psychique, pour supporter le choc. En conséquence, tenter de convaincre la mère de Sylvain qu'elle n'est en rien coupable constitue une tentative consolatrice aussi vaine que contre-productive,

1. Ciccone A., « La tyrannie chez l'enfant porteur de handicap », *Champs psychosomat.*, 2007, 1 (45), p. 35-51.

car cette culpabilité lui est, pour un temps au moins, nécessaire. L'accompagnement psychologique ne doit pas chercher à déculpabiliser la personne. Il s'agit, bien au contraire, de lui faire prendre conscience de la culpabilité qui l'habite, afin de la délivrer de ses excès pathologiques. Dire à des parents : « Vous n'y êtes pour rien », « Ne vous culpabilisez pas, vous n'avez pas choisi » n'est pas une bonne méthode.

Le sentiment de culpabilité peut prendre différentes formes et se révéler très destructeur. Poussé à son paroxysme, il peut se transformer en un sentiment de honte, qui entraîne la personne dans une spirale qui va de la mésestime à la haine de soi. Elle va vouloir échapper au regard persécuteur d'un autre qui est intériorisé. Le persécuteur est à l'intérieur de soi : c'est une partie de soi, c'est moi-même qui me condamne, me juge et me détruis face à mon regard accusateur. Ce sentiment est de plus vécu dans une très grande solitude : la honte enferme l'être en lui-même. Contrairement à la culpabilité, qui est une tentative de se réapproprier l'origine du drame, la honte pousse à la fuite, crée une irrésistible envie de disparaître. Elle est plus difficile à cerner car les personnes évitent de parler de ce qui leur fait honte : elles ont honte de leur honte. A. Ciccone observe que la honte peut être liée à la sexualité, certains parents n'ayant plus de rapports sexuels après la naissance d'un enfant handicapé, car ils perçoivent l'acte sexuel qui a donné lieu à la naissance d'un enfant porteur d'un handicap comme monstrueux. Pour l'auteur, si la culpabilité est le produit de la perte, la honte est celui de la blessure narcissique et de la disqualification.

La honte résume le conflit avec cette autre instance qu'est l'idéal du moi. Il s'agit d'un idéal personnel dont le noyau s'est formé dans l'enfance par identification aux personnes aimées et admirées. Si l'idéal du moi s'éloigne de ce que la personne pense être en réalité, la honte s'installe et la personne perd confiance en elle, peut se sentir indigne et humiliée.

Le sentiment de honte peut être partagé par différents membres d'une même famille. L'idéal familial se voit alors déformé et altéré par la réalité que la maladie impose. La famille est atteinte dans sa capacité à se montrer entière et debout. Plus l'idéal du moi est tout-puissant et hostile, plus la personne ressentira de la honte. Les familles qui ont intégré l'idée que l'un de leurs membres peut être en difficulté feront sentir à la personne qu'elles peuvent supporter sa maladie sans être détruites narcissiquement.

### *Comment dépasser la culpabilité ?*

Le sentiment de culpabilité peut être dépassé, mais il impose un travail sur soi qui nécessitera probablement l'aide d'un professionnel. Un travail en psychothérapie peut être très utile à ce stade. Pour certains, un travail analytique sera plus approprié. Il est possible aujourd'hui de rencontrer un psychologue clinicien dans la majorité des services de génétique en France. Celui-ci peut être un bon interlocuteur pour trouver un professionnel en mesure d'aider l'un ou les parents. Le but de ce travail est, selon A. Ciccone[1], d'admettre ce premier mouvement d'appropriation opéré par la culpabilité pour progressivement s'en défaire, en acceptant de prendre en compte des éléments de son histoire qui montreront qu'on est « innocent ». Mais il est important que la personne accède par elle-même à cette innocence : les autres ne peuvent pas l'innocenter à ses propres yeux. Ce travail personnel conduit à une position dépressive, mais aussi à son dépassement. Il est parfois nécessaire de passer par la dépression pour sortir d'une situation difficile.

1. *Ibid.*

Bien qu'elle fasse peur, la dépression peut être un moyen d'élaborer la perte et de l'accepter. À ce sujet, P. Fédida, dans *Des bienfaits de la dépression*, avance que « la psychothérapie restitue au sujet déprimé sa capacité dépressive et, ainsi, sa créativité psychique ». Selon lui, si « la dépression peut être tenue pour une crise survenant dans une vie »[1], elle assure aussi une protection, douloureuse certes, mais elle a une fonction de régulation des rythmes et des temps intérieurs, des changements.

### *La perle de l'huître*

De nombreux parents peuvent avoir le sentiment d'être définitivement détruits par l'épreuve de la maladie de leur enfant. B. Cyrulnik a théorisé sur la capacité de certains individus, gravement traumatisés, à surmonter leurs souffrances, à survivre en dépit de l'adversité, à se reconstruire après la catastrophe. Définie comme « la résistance à la destruction et la capacité à se construire une vie en dépit des circonstances difficiles, d'un environnement défavorable, voire hostile[2] », la résilience permet d'affirmer que le passé ne condamne pas nécessairement l'avenir et qu'à tout moment une trajectoire de vie peut être modifiée, transformée. Il n'y a pas de douleur sans métamorphose. « Les grands blessés de l'âme, explique Boris Cyrulnik, témoignent avec étonnement du développement intime d'une nouvelle philosophie de l'existence[3]. » L'obligation de se demander pourquoi on est confronté à telle ou telle situation invite aussi à découvrir la partie de

1. Fédida P., *Des bienfaits de la dépression, Éloge de la psychothérapie*, Odile Jacob, 2001.
2. Vanistendael S., « La résilience ou le réalisme de l'espérance, Blessé mais pas vaincu », *Les Cahiers du BICE*, 2006.
3. Cyrulnik B., *Un merveilleux malheur*, Odile Jacob, 1999.

soi qui attendait de s'exprimer. Il est ainsi possible de sortir grandi d'une situation extrême : « Le résilient ne peut pas échapper à l'oxymoron dont la perle de l'huître pourrait être l'emblème : quand un grain de sable pénètre dans une huître et l'agresse au point que, pour s'en défendre, elle doit sécréter la nacre arrondie, cette réaction de défense donne un bijou dur, brillant et précieux[1]. » Il ne s'agit pas d'héroïser la souffrance, mais de savoir que, même dans le malheur, on peut continuer à apprendre et à créer. Beaucoup de parents disent qu'ils ont découvert, grâce à la maladie de leur enfant, des personnes qu'ils n'auraient jamais rencontrées et affirment vivre des expériences de partage hors norme. La maladie d'un enfant, en dépit ou à cause de la douleur qu'elle implique, peut être l'occasion de rencontrer sa propre humanité.

Pour Paul Ricœur[2], le sentiment de culpabilité peut se transformer en responsabilité, et alors le questionnement peut devenir positif. Quand on se sent responsable, on n'est plus seul devant ce qui arrive car on se situe dans un rapport à autrui. On ne se cache plus, on évolue dans une solidarité communicative. Lorsque l'on devient responsable, on peut et on veut répondre à quelqu'un de ses actes et ses comportements se transforment, dans un mouvement allant de la réparation à la solidarité.

1. *Ibid.*

2. Solemne M. de, Leloup J.-Y., Naquet P., Ricœur P., Rougier S., *Innocence et culpabilité*, Albin Michel, 2007.

# 2

# La mère, le père, le couple face à la maladie

## L'exemple des maladies récessives liées à l'X

> « La capacité à assurer une bonne descendance, à avoir de beaux et bons enfants fait partie de ces exigences, à la fois narcissiques et morales, auxquelles l'enfant, devenu adulte, se conforme la plupart du temps, en se faisant plaisir à lui-même, tout en s'acquittant d'une "dette de vie". »
>
> M. Bydlowski

Les maladies récessives liées à l'X se manifestent chez le sujet de sexe masculin, mais les femmes conductrices peuvent exprimer quelques signes atténués de la maladie. Les garçons malades naissent de l'union entre un homme non porteur et une femme conductrice. Si chaque garçon de ce couple présente un risque de 50 % d'être malade, chaque fille aura, elle, 50 % de risque d'être conductrice, comme sa mère. D'un mariage entre un homme malade et une femme non transmettrice peuvent naître uniquement des filles conductrices et des garçons non porteurs. La détection des femmes conductrices est importante. Par exemple, les sœurs d'un garçon atteint peuvent faire un test génétique pour savoir si elles sont conductrices avant de procréer. Le recours au diagnostic prénatal est envisageable dans certains cas. Un enfant malade peut naître d'une mère qui n'est pas conductrice. Dans ce cas, la maladie de l'enfant a pour origine une néomutation[1].

## L'INJUSTE BLESSURE DES MÈRES ET LEUR BESOIN DE RÉPARER

Dans les maladies récessives liées à l'X, les mères sont doublement bouleversées : par la maladie de leur enfant, mais aussi par la découverte de leur rôle dans la transmission, lorsqu'elles sont conductrices du gène. Une étude[2] montre que les mères du groupe des maladies liées à l'X ont un sentiment de culpabilité et un niveau d'auto-accusation plus élevés que celles du groupe concerné par une maladie récessive (dans laquelle les deux parents sont porteurs). Elles sont aussi beaucoup plus inquiètes du risque génétique pour les générations futures et se sentent plus culpabilisées par les pères, alors que les mères concernées par une maladie récessive partagent la responsabilité de la transmission avec leur partenaire.

M. Perez[3], père d'un enfant atteint de la maladie de Duchenne, réclame, pour les mères d'un enfant malade,

1. Un homme atteint d'une maladie récessive liée à l'X transmettra toujours l'anomalie génétique à ses filles, qui seront donc transmettrices. S'il est atteint d'une maladie dominante liée à l'X, ses filles seront également atteintes. Un homme ne transmettra jamais le gène défectueux à ses fils.

2. James C.A., Hadley D.W., Holtzman N.A., Winkelstein J.A., « How does the mode of inheritance of a genetic condition influence families ? A study of guilt, blame, stigma, and understanding of inheritance and reproductive risks in families with X-linked and autosomal recessive diseases », *Genet. Med.*, 2006 Apr., 8 (4), p. 234-42.

3. Perez M., groupe Souffrance, lettre adressée au comité de pilotage de la 3e journée nationale sur les maladies neuromusculaires, Évry, 2003.

une aide psychologique précoce et préventive dès l'annonce du diagnostic, surtout si la maladie est d'origine génétique et a été transmise par la mère. Dans son cas, ni son épouse, ni lui, ni ses enfants n'ont reçu la proposition de rencontrer un psychologue, alors qu'ils en ont réellement éprouvé le besoin. « Que fait-on quand une personne se blesse ? Au minimum, on soigne la blessure pour éviter qu'elle ne s'infecte. Une blessure psychique non soignée peut aussi s'infecter comme toute autre blessure. Elle finit par "empoisonner" toute la vie. » M. Perez incite à réfléchir sur la terminologie culpabilisatrice utilisée par la médecine pour qualifier le statut de la mère conductrice : « Je pense, par exemple, à ces femmes qui doivent non seulement faire face à la révélation de la maladie de leur fils, mais aussi à l'injustice de la deuxième blessure qui leur est infligée, lorsqu'elles apprennent que "ce sont les femmes qui transmettent la maladie" – on les désigne comme "transmettrices", "vectrices", "porteuses" de la mutation –, idées communément admises, diffusées, et même enseignées par le corps médical et les généticiens. » Pour lui, ce ne sont pas les femmes qui transmettent la maladie, mais c'est la maladie qui se transmet par le chromosome X. Donc les mères sont impliquées, elles aussi, par la transmission dans une chaîne transgénérationnelle qui les traverse.

Les mères ont besoin de beaucoup de solidité pour faire face à la maladie de leur enfant. Leur sentiment de culpabilité et leur inquiétude peuvent les pousser à s'installer dans une relation fusionnelle, pour le protéger, mais aussi pour « réparer » la maladie dont elles se sentent responsables.

Le mécanisme de la réparation peut ainsi devenir un moteur de leurs comportements. Certaines se dévouent corps et âme, se sentant investies d'une mission qui exige d'elles soumission et sacrifice, au risque de renoncer à leur propre vie. Or, si la dyade fusionnelle mère-enfant est indispensable pendant une certaine période, elle ne doit pas se perpétuer au-delà de ce qui est nécessaire, même lorsque l'enfant est malade et présente un handicap.

Parfois, la mère est à l'affût du moindre désir de son enfant pour tenter de le combler. M.-C. Nolen précise que « lorsque l'avenir paraît noir, la mère veut protéger l'enfant, lui épargner les vexations, les rejets, elle a peur que plus tard il ne soit exclu du monde du travail, qu'il ne trouve pas de compagne[1] ». Mais loin de satisfaire l'enfant, ce comportement risque d'alimenter chez lui demandes et frustrations. Un enfant toujours comblé s'enferme dans une relation exclusive et n'éprouve aucune envie d'aller chercher auprès d'autres personnes la satisfaction de ses besoins. Ainsi, bien que la protection de la mère soit nécessaire, sa surprotection peut affaiblir l'enfant en le rendant progressivement incapable d'affronter le monde, donc de devenir un être autonome. De plus, lorsque la mère est l'unique référence de l'enfant, elle peut le rendre tyrannique, aussi dépendant qu'exigeant, dans ce face-à-face constant où elle va s'épuiser. Elle risque elle aussi et à son corps défendant d'être aspirée dans la relation à l'enfant. Les mères n'en sont pas toujours conscientes, mais elles peuvent éprouver un mal-être et une insatisfaction qui devraient les conduire à demander de l'aide.

Pour grandir et évoluer, l'enfant a besoin de relations ouvertes vers le père, vers la constellation familiale, puis vers le monde extérieur. R. Scelles[2] note que « s'il est souvent reproché aux mères d'être surprotec-

1. Nolen M.-C., « Comment trouver sa juste place » (communication orale), assemblée générale de l'Association française contre les myopathies, 2008.

2. Scelles R., « Famille et handicap : prendre en compte les spécificités du trauma de chacun », *in* Ciccone A., Korff-Sausse S. *et al.* (sous la dir. de), *Cliniques du sujet handicapé, Actualité des pratiques et des recherches*, Érès, 2007.

trices, voire de refuser les tiers qui ne sont pas des auxiliaires maternels, elles y sont parfois poussées par certains professionnels pensant que la mère est la plus à même d'aider son enfant et que le père serait d'un piètre recours ». Ce manque d'espace donné au père par les professionnels est regrettable et risque de l'éloigner en privant la mère et l'enfant de son rôle de tiers qui aide à la différenciation.

## Une place pour le père

L'étude précédemment citée conclut que les pères du groupe de maladies liées à l'X ont plus tendance à culpabiliser la mère de leur enfant que les pères du groupe témoin. Dans mon expérience, il est rare que le père rende la mère responsable de la maladie, mais on ne peut pas exclure que ces idées soient présentes en lui, sans pouvoir s'exprimer par des reproches manifestes. En revanche, ce que les pères peuvent dire plus aisément, c'est qu'ils se sentent oubliés en tant qu'hommes. Or c'est ainsi que le père a besoin d'exister dans la tête de la mère. Il aspire à ce que le désir circule dans le couple et que la mère ne s'arroge pas, en un mouvement de toute-puissance qui l'exclut, la compétence totale des soins de l'enfant.

Si certains pères sont décrits comme absents et fuyants, beaucoup sont et veulent rester présents, très investis dans la vie de leur enfant malade ainsi que dans leur couple. Le père – ou le nouveau compagnon de la mère, lorsque les parents sont séparés – est une aide précieuse pour la mère et l'enfant, les aidant à mettre de l'espace entre eux, à installer une juste distance pour que la dyade devienne deux entités distinctes. En reprenant sa place aux côtés de sa femme, le père signifie à l'enfant que sa mère lui porte un amour antérieur et différent. Ce rappel à l'ordre nécessaire ne se fait pas sans mal. L'enfant peut exprimer de l'agressivité à l'égard de tous ceux qui vont lui disputer sa mère. Mais cette jalousie s'atténuera progressivement en raison des liens qu'il va créer avec d'autres, en particulier avec son père ou son substitut. Cet attachement nouveau sera source de gratification. Quant au père, en créant une coupure qui permet de redéfinir le lien, il peut effectuer le passage d'une position masculine à une position paternelle, qui implique un rôle de protection, mais aussi de soutien de la mère et de l'enfant.

De nombreuses mères élèvent seules un enfant malade. En l'absence du père, elles peuvent éviter le piège de la fusion et permettre à l'enfant de trouver son autonomie. Si elles gardent de bonnes relations avec le père, tout ce processus de séparation et d'individuation peut se dérouler sans inconvénient. Même s'il vit ailleurs, le père peut exercer son rôle et contribuer à un bon équilibre dans les relations. Lorsque le père disparaît totalement de la vie de l'enfant, cette absence est évidemment vécue comme un rejet, de lui-même, de sa maladie.

Dans tous les cas de figure, la mère ouverte au monde extérieur et investie dans sa propre vie de femme peut aider son enfant à grandir et à évoluer normalement. Même lorsqu'elle est seule avec son enfant, elle pourra éviter de construire son univers uniquement en fonction de lui, même s'il est malade et qu'il la sollicite beaucoup. Malgré un emploi du temps très chargé compte tenu des aléas de la maladie, la mère trouvera un meilleur équilibre pour eux deux si elle parvient à se tourner vers l'extérieur, à s'épanouir à travers des activités qui l'intéressent, des relations qui l'enrichissent.

### *Le père et son besoin d'avenir*

Pour un homme, l'arrivée d'un enfant peut être vécue comme une revanche sur sa propre histoire, comme une manière de faire renaître en lui ses rêves perdus. Pour lui, l'enfant est une promesse d'avenir... « Si vous étiez comme les autres, je vous aurais conduits au bal avec vos fiancées dans ma vieille voiture décapotable... », écrit J.-L. Fournier[1]. Mais quand la maladie survient, dans un mouvement d'identification, le père peut ressentir les incapacités de l'enfant comme étant les siennes : « C'est bien moi qui ai failli puisque mon enfant est malade... » Le sentiment de culpabilité n'est pas l'apanage de la mère.

Les hommes sont plus enclins à être dans l'action que dans l'expression des émotions, ils parlent peu de ce qu'ils pensent et ressentent. Pudiques, ils évoquent rarement devant des tiers ce que la maladie de leur enfant provoque en eux. Pour A. Aubert et R. Scelles[2], les souffrances interdites de mots des pères, cette culpabilité cachée peuvent provoquer des conduites d'échec dans leur vie professionnelle et nuire à leur investissement dans leur enfant et leur couple.

Le père a besoin de se projeter dans l'avenir de l'enfant. A. Aubert[3] souligne combien la maladie, surtout si elle est génétique, met en péril la possibilité de cette projection. Comment imaginer un avenir pour son fils en tant qu'adulte et père ? Cette impossibilité

1. Fournier J.-L., *Où on va, papa ?*, Stock, 2008.

2. Aubert-Godard A., Scelles R., « Écouter les pères, leur ménager une place, une mesure de prévention pour le devenir de l'enfant handicapé et de ses proches », *Pratiques psychol.*, 2004, 10, p. 169-85.

3. Aubert-Godard A., « Du lien fraternel génétique comme révélateur du lien fraternel fondamental », *in* Marty F., *Le Lien et quelques-unes de ses figures*, Rouen, PURH, 2002.

constitue une véritable blessure qui menace « l'investissement narcissique paternel et, en conséquence, la place de l'enfant au sein de la famille et de la société, fondée sur une réciprocité des droits et des devoirs, dont ceux de la procréation ». Où le père peut-il puiser des forces pour investir cet enfant qui correspond si peu à ses attentes ? A. Aubert observe « qu'il pourra aller chercher du côté du surmoi et de ses exigences morales », dans l'obéissance aux préceptes religieux pour ceux qui sont croyants, dans la satisfaction d'avoir fait des choix courageux, en ayant accompli son devoir et respecté la vie.

Le père se demande comment cet enfant malade à qui il a transmis son nom va pouvoir l'assumer et le transmettre à son tour. Comment pourra-t-il plus tard s'insérer dans la société et avoir une vie d'adulte qui lui assure une permanence à travers l'histoire, dans une chaîne de générations successives ?

Un père très investi dans le quotidien de son fils malade me racontait comment il avait été brutalement confronté à la réalité de la maladie qui, progressivement, obstruait l'horizon de son fils. Le père s'occupait tous les soirs de son fils, paralysé des jambes, selon un rituel immuable : il lui mettait son pyjama, l'allongeait, l'installait dans une position confortable. Chaque soir, ce moment privilégié s'achevait par un échange affectueux, puis son fils le prenait par le cou et l'embrassait. Cet homme vivait au jour le jour, en évitant de se projeter dans l'avenir. Mais un soir, il avait douloureusement pris conscience que la vie de son enfant serait compromise par la maladie, quand son fils lui avait dit : « Papa, prends mes bras et passe-les autour de ton cou. » « J'ai compris, racontait le père, qu'il n'avait plus de force dans les bras pour m'embrasser comme il le faisait depuis toujours. J'ai compris qu'il ne pourrait plus jamais prendre quelqu'un dans ses bras pour l'embrasser. »

Pour le père, c'est un double constat : le premier concerne l'évolution constante d'une maladie qui paralyse progressivement toutes les parties du corps de son enfant ; le second engage la vision de son fils en tant qu'homme et la crainte qu'il ne puisse pas aspirer à un amour adulte et sexuel. « Cela change la vie d'un homme ! » Certes, cela change la vie de son fils, mais également sa vie à lui. En constatant que son enfant ne pourra plus prendre personne dans ses bras, il se voit amputé de ce que tout père souhaite pour son enfant : une vie d'homme épanouie, une femme, des enfants, une famille.

J.-L. Fournier décrit ce chagrin : « Je n'aurai pas de petits-enfants, je n'irai pas me promener avec une petite main qui gigotera dans ma vieille main, personne ne me demandera où le soleil s'en va quand il se couche, personne ne m'appellera grand-père, sauf les jeunes cons en voiture derrière moi parce que je ne roule pas assez vite. La lignée va s'arrêter, on va en rester là[1]. »

Mais les représentations des parents ne correspondent pas toujours à ce que l'enfant éprouve et désire. L'enfant malade souhaite se projeter dans l'avenir avec une vie sexuelle, une femme et des enfants. L'enfant, quel que soit son handicap, aspire en grandissant à devenir un homme et à être aimé en tant que tel. Même s'il a des doutes sur sa capacité à construire ce projet, cela ne lui semble pas impossible.

Ces dernières années, des progrès ont été accomplis pour reconnaître la sexualité des personnes handicapées. François Martin[2] apporte l'éclairage d'un enfant atteint de myopathie devenu un homme en mesure de parler de son expérience : « La plus grande

1. Fournier J.-L., *Où on va, papa ?*, *op. cit.*

2. François Martin, patient myopathe partageant son expérience de vie et ses émotions à travers divers écrits.

épreuve pour l'enfant atteint de myopathie sera finalement et tardivement morale, elle consistera à assumer son physique, qui sera plus ou moins désagréable pour lui-même et pour les autres selon le degré de la maladie, pour pouvoir aller vers sa vie sentimentale. » Il ajoute : « Le danger est également de cantonner l'enfant à l'enfance, de prendre des décisions qui ne sont pas évolutives et de ne jamais envisager une vie adulte épanouie pour lui : il faut donc ne rien exclure, ne rien interdire et rester ouvert à tout, à toute évolution, même si celle-ci paraît impossible. » Les mots de François nous invitent à penser ces aspects dans une dialectique qui va du vécu du père à celui du fils.

### *Réinvestir le père dans les soins*

Pour les équipes médicales, il n'est pas toujours aisé de donner une place au père au moment de l'annonce du diagnostic. Une recherche réalisée auprès de praticiens seniors[1] a révélé que le médecin ne pense pas au père au moment de l'annonce du diagnostic d'une maladie grave de l'enfant, mais plutôt à la mère. Cette attitude aurait pour conséquence de faire du père un personnage plutôt extérieur à la scène qui se joue entre le médecin et la mère, un observateur et non un acteur. Cette mise à l'écart du père alimenterait sa difficulté à s'impliquer dans les soins et la vie de son enfant, à trouver sa place, son utilité. L'étude montre que les mères sont évoquées deux fois et demie plus souvent que les pères par les médecins

1. Aubert-Godard A., Scelles R., Avant M., Gargiulo M., Gortais J., *Annonce du handicap, analyse de ce que vit le médecin-annonceur et des représentations qu'il a des frères et sœurs et des pères*, Fondation de France, 2002-2005 ; « Des médecins parlent de leur expérience de l'annonce : L'annonce d'une maladie grave de l'enfant à ses parents », *Neuropsychiatr. enfance adolesc.*, 2008, 56 (8), p. 524-9.

dans les récits spontanés qu'ils font des annonces de diagnostic. Lorsque les médecins interrogés se remémorent leur propre vécu, ils évoquent la scène en parlant des « parents », des « couples », des « mères », des « femmes », mais n'évoquent que rarement des « pères » et des « hommes »…

L'expérience dans l'accompagnement de ces familles montre qu'il est important de favoriser la place du père dans les soins de l'enfant dès le début de la maladie. Sans l'aide des équipes médicales, le père peut penser qu'il n'a aucun rôle à jouer auprès de son enfant et se retirer du champ des interactions avec lui. La parentalité peut être ainsi déshabitée, laissant la mère comme seule protagoniste. Donner au père une participation active dans la prise en charge n'a pas comme seul but de soulager la mère. Compte tenu de la maladie, l'enfant aura besoin de soins et d'un corps à corps qui, pour un enfant sans problème, s'estompent avec le développement. Pour cet enfant-là, la dépendance physique sera durable et nécessitera une assistance tout au long de sa vie : il faudra en permanence le porter, l'aider à se nourrir, à prendre un bain… D'où l'intérêt de solliciter le père dès l'annonce du diagnostic et de lui signifier combien sa place est nécessaire pour un bon développement de l'enfant.

## Le couple mis à mal

Au cours de l'évolution de la maladie, il est difficile pour le couple de maintenir un bon niveau de communication, fondé sur l'échange et le partage des émotions. La maladie s'insinue dans la vie du couple et peut l'envahir. Souvent, les parents en viennent à parler surtout de l'organisation du quotidien, des horaires, des problèmes de rééducation, de transport ou des difficultés à l'école… Le rapport au temps est modifié :

perçu comme infini avant la maladie, il se transforme souvent en un temps compté et limité par les contraintes : « Je ne fais plus de projets à long terme, je ne vis plus qu'au jour le jour », explique un père dont le fils est lourdement handicapé. J. Roy[1] dit que les parents confrontés à la maladie de leur enfant peuvent transformer leur perception du temps en se donnant les moyens de continuer à faire de « microprojets ». Cette idée promeut une conception différente du rapport au temps : privilégier l'ici et le maintenant, profiter de l'instant présent car le futur est fait d'inconnu et d'incertitude.

La liberté est restreinte tant la maladie occupe à plein temps : il est difficile de se replier sur soi-même, d'avoir des moments de solitude, de prendre des vacances ou juste d'avoir un peu de répit. « La maladie ne nous quitte jamais, elle ne prend pas de vacances », dit un père.

Le couple peut se sentir submergé par la maladie de l'enfant. Il est épuisant de faire face à la fois aux problèmes de fatigue cumulée à une surcharge constante de tâches à accomplir, à la peur de l'avenir. Dans ces conditions, difficile de préserver le désir sexuel dont la perte peut devenir une menace pour la continuité du couple. Lors d'une hospitalisation, Gabriel est emmené dans mon bureau pour un entretien psychologique. Il dessine un grand lit, où il dort avec sa maman, et, sur un coin de la feuille, un tout petit lit où dort son père. Je lui demande de me raconter comment les choses se passent en réalité dans sa vie et il me répond : « C'est comme ça que ça se passe : je dors avec ma mère et mon père est tout seul dans sa chambre. » Lorsque la mère revient dans mon bureau alors que Gabriel a rega-

1. Roy J., « Souffrance psychique et maladies neuromusculaires » (communication orale), journée de pédopsychiatrie et de neuropédiatrie, Lille, 19 septembre 2006.

gné sa chambre, elle m'explique que son fils appelle plusieurs fois dans la nuit pour qu'elle l'aide à se retourner, n'ayant pas la force de le faire lui-même. Elle m'explique : « Je m'endors souvent à côté de lui pour ne pas être obligée de descendre les escaliers. J'ai tiré un trait sur l'idée même de dormir avec mon mari. Je n'ai plus de vie sexuelle avec lui car je suis très fatiguée. Mais en plus, je ne cesse de penser à Gabriel, et au fait que, lui, il ne pourra pas se marier, ni avoir du plaisir. »

Petit à petit, la mère de Gabriel a fini par oublier qu'elle était une femme et pas seulement une mère. Qu'elle a le droit d'avoir du plaisir, indépendamment de ce qui arrive à son enfant. C'est le problème de nombreux parents : leur vie intime n'est plus une priorité. À la suite de notre entretien, la mère de Gabriel a pris conscience de sa situation et, alertée par le dessin de son fils, elle a trouvé une personne qui a accepté de dormir une fois par semaine chez elle, pour pouvoir reprendre sa place auprès de son mari. Ce qu'il lui proposait depuis longtemps.

D.C. Buchanan[1] a montré que, sur vingt-cinq familles, plus de la moitié avaient de sérieux problèmes conjugaux et un quart avaient divorcé ou étaient sur le point de le faire. Ce chiffre montre que de nombreux couples ne sortent pas indemnes de l'épreuve de la maladie. Pour d'autres, l'enfant malade est devenu la seule raison de rester ensemble.

A. Daoud[2] signale que les parents d'enfants atteints de la maladie de Duchenne présentent un taux de dépression plus élevé et une estime de soi plus faible

1. Buchanan D.C., LaBarbera C.J., Roelofs R., Olson W., « Reactions of families to children with Duchenne muscular dystrophy », *Gen. Hosp. Psychiatry.*, 1979 Sep., 1 (3), p. 262-9.

2. Daoud Abi M.S., Dooley J.M., Gordon K.E., « Depression in parents of children with Duchenne muscular dystrophy », *Pediatr. Neurol.*, 2004 Jul., 31 (1), p. 16-9.

que la population contrôle. Il est certain que l'impossibilité de se projeter dans un avenir lointain avec l'enfant peut être source de découragement et de tristesse profonde. Cependant, l'étude souligne que les parents vivant en couple sont moins déprimés que ceux qui vivent seuls.

D'où l'importance d'une aide en direction non seulement de l'enfant malade, mais du couple. Le couple dans sa double dimension : le couple parental, mais aussi et surtout le couple conjugal que les parents ont tendance à oublier pour faire face à la maladie de l'enfant.

## *La répartition des rôles*

Tous les couples peuvent rencontrer des difficultés dans leur vie commune, mais il est certain que l'avènement de la maladie les contraint à se transformer. C'est d'autant plus vrai que l'idée de la maladie ne faisait évidemment pas partie de leurs projets au moment de leur rencontre. À présent, ils doivent surmonter un certain nombre d'obstacles. En particulier la répartition des rôles face à la maladie de l'enfant. Devant la menace de souffrance, de dislocation, on peut tenter de se protéger en développant des comportements stéréotypés, dans lesquels on s'enferme pour supporter l'épreuve, lutter contre l'angoisse de l'inconnu et la peur du changement. Or se sentir figé et enkysté dans un rôle défini, répétitif, crée de la frustration et peut donner le sentiment d'être mal-aimé. C'est pourquoi il est essentiel pour les couples de parvenir à comprendre leur mode de fonctionnement, puis d'œuvrer pour modifier une dynamique qui dessèche leur relation.

## *Quelques exemples de fonctionnement stéréotypé*

• *Certains couples sont en état d'hostilité.* Ils se caractérisent par une agressivité accrue dans leur relation. Ils ne peuvent plus dialoguer, échanger calmement, tout sujet de conversation est source de conflit. Seuls ou en présence des autres, les tensions sont constantes. Ils éprouvent une profonde insatisfaction, mais lorsqu'on les interroge, ils ne savent plus pourquoi ils restent ensemble. Certains disent que c'est en raison de la maladie de l'enfant, d'autres évoquent la peur de se retrouver seuls. Chacun rend l'autre responsable de ce qui arrive et leur amertume s'exprime dans des disputes blessantes. L'enfant peut être pris à témoin sans pouvoir se dégager.

• *D'autres couples sont plutôt dévitalisés.* L'insatisfaction n'est pas exprimée ouvertement, il n'y a ni conflit ni demande. Entre eux, il n'y a plus qu'indifférence et apathie. Ils vivent sous le même toit, mais pour des raisons matérielles ou pour assumer ensemble l'éducation de leur enfant. Ils n'ont plus d'intérêt en commun, aucune activité partagée en dehors de tâches quotidiennes. Le couple est résigné à vivre ainsi et n'a plus d'envie, même pas celle d'un conflit qui le secouerait. Tous deux s'occupent de l'enfant malade, mais chacun de son côté. L'enfant peut être poussé à jouer un rôle d'intermédiaire entre ses parents et à réanimer par sa présence la communication entre eux.

• *Certains couples vivent dans l'entente passive.* En apparence, il y a partage, mais celui-ci est toujours distant et les intérêts de chacun se situent en dehors de la relation de couple. Chacun a un univers professionnel et social qui le nourrit et le stimule. L'éducation de l'enfant est partagée.

• *Certains couples vivent dans des rôles stéréotypés.* Par exemple, la mère qui se dévoue et le père absent.

Elle se consacre entièrement à l'enfant et disqualifie le père. Ce dernier n'arrive pas à trouver sa place, à s'occuper de son enfant et de sa femme. Il fuit l'univers domestique et oblige la mère à tout assumer. Il donne le pouvoir à la mère sur le plan éducatif. Aucun partage n'est possible. Un autre exemple de rôles stéréotypés est celui du père « manager » : c'est lui qui va rencontrer les professionnels, il a une place importante dans une association de malades, fait le point sur la recherche et coordonne tous les intervenants de soins ; il est hyperactif dans sa manière de s'occuper de son enfant, mais il n'arrive pas à être présent pour des choses simples de la vie que l'enfant et la mère ont besoin de partager avec lui.

## Les couples harmonieux

Il y a lieu aussi de parler des couples harmonieux qui parviennent à trouver du sens à l'épreuve qu'ils traversent, tentent de se dépasser, voire de se construire sur d'autres valeurs, moins matérielles, moins superficielles, qui donnent à leur couple une épaisseur nouvelle. Beaucoup parviennent à se retrouver, après avoir parfois été au bord de la rupture. L'épreuve traversée ensemble conduit certains couples à grandir et à renforcer les liens qui existaient entre eux.

Ces couples rapportent une série de comportements qui constituent à leurs yeux une aide précieuse pour continuer à exister en tant que tels devant l'épreuve de la maladie de leur enfant.

• *Parler, apprendre à s'écouter, à prendre le temps, à s'asseoir pour discuter.* La maladie de l'enfant leur permet de découvrir l'importance de l'échange, de la réflexion commune face aux difficultés, aux chagrins, aux angoisses. Ils découvrent combien, au-delà des discussions sur le quotidien et l'anecdotique, il est important de parler de soi à l'autre, en termes d'émotion et de vécu – et qu'il n'y a pas de plus grand désastre que le silence dans lequel on peut progressivement s'enfermer. Ils s'aperçoivent que les conflits et les crises traversés leur ont appris à se connaître, à avancer ensemble et pas seulement à souffrir ensemble ou séparément.

• *Sortir de la plainte.* Certains disent avoir surmonté des bouleversements grâce à leur capacité à ne pas s'adresser de reproches. « Nous avons appris à parler à la première personne » : l'utilisation du « je » permet d'aborder des sujets douloureux sans se blesser, sans s'agresser. Ne pas rendre son partenaire responsable de tout ce qui arrive dans sa vie permet à chacun d'assumer sa part de responsabilité dans ce qu'il vit, dans la relation qui s'est créée dans le couple. Faire porter la responsabilité de son malaise à l'autre, se poser en victime, empêche d'avancer, interdit tout dialogue constructif. L'utilisation du « je » fait partie d'un travail d'appropriation fondamental pour sortir de la plainte, mais aussi pour parvenir à comprendre son fonctionnement comme celui de l'autre. Une mère pensait que son mari ne l'aidait pas suffisamment à prendre en charge les soins de l'enfant. Elle réussit à cesser de répéter : « Tu n'es jamais là, tu n'assumes rien, tu fuis », pour dire : « Je me sens triste que tu n'arrives pas à rentrer plus tôt et à m'aider. Je me sens parfois seule et fatiguée et j'ai le sentiment de tout assumer. » Ce changement dans la formulation a permis au couple de mieux se comprendre. À son tour, le mari a pu exprimer ses difficultés tout en entendant les besoins de sa femme.

• *Accepter les différences.* Un couple, ce sont deux personnes différentes et différenciées. Il est impossible de prétendre vivre les choses de la même manière. Chaque personne a une manière propre de « faire avec », mais aussi d'« être présente à l'autre ». Il existe des différences notables dans la façon dont chacun accepte l'épreuve, la déception et le sentiment d'injustice.

• *Se donner du répit.* Prendre du temps pour partir en couple, en laissant les grands-parents ou un tiers s'occuper de l'enfant, est un moyen de se ressourcer et de « recharger les batteries » pour continuer à se battre au quotidien face à la maladie. C'est aussi rappeler à l'enfant que ses parents ont leur vie propre. Ce sont des adultes qui ont besoin de se retrouver entre eux et qui peuvent avoir du plaisir en dehors de lui. Les enfants perçoivent cela avec beaucoup d'optimisme et de gaieté. Le répit ne doit pas être exceptionnel, mais constant : il ne faut pas que les parents perdent leur capacité à avoir une vie personnelle, des activités hors de la maison et en dehors de l'enfant malade. De plus, leur exemple va lui permettre de comprendre que lui-même peut avoir du plaisir à côté de ce qu'il fait avec ses parents. Cette prise de conscience le pousse à vouloir connaître d'autres gens et à s'ouvrir au monde extérieur.

## Histoires de mères

Les situations qui suivent concernent des mères confrontées à la maladie génétique de leur enfant. Des mères qui mènent un combat singulier, véritables lionnes défendant leurs enfants avec une force incroyable. Elles n'économisent ni leur temps ni leur énergie pour se battre individuellement et collectivement, dans l'espoir de trouver un jour un moyen de les sauver. Elles sont toutes remarquables par leur manière de s'interroger, de comprendre ce qu'elles traversent, pour aider au mieux leur enfant à vivre avec une maladie génétique.

### *L'oubli de soi*

Lorsqu'une personne est anxieuse, elle est dans l'attente d'un événement imprévu, mais vécu par avance comme devant être désagréable. Elle anticipe un danger, mais elle ne peut pas dire lequel. Ce n'est pas de la peur, qui naît de la confrontation avec un événement réel. On considère que l'anxiété est normale lorsqu'elle est bien tolérée par le sujet, qu'il peut la contrôler sans une souffrance excessive. L'anxiété est une réaction psychologique au stress et, en ce sens, c'est une émotion utile qui peut nous aider à mobiliser notre attention dans des moments de choix, de crise ou de conflit. Mais l'anxiété excessive peut devenir gênante, envahissante. Alors, elle perd sa fonction adaptative.

L'anxiété de la mère est majorée lorsque la période d'errance diagnostique s'est prolongée. La mère s'est alors sentie responsable des problèmes inexpliqués de son enfant, comme si son éducation ou sa façon d'être pouvaient être à l'origine de ses difficultés. Avoir un enfant atteint d'une maladie grave et évolutive fait naître évidemment bien des motifs de peur et d'anxiété. Mais cette anxiété peut amener les mères à être constamment en alerte, à ne jamais se reposer, ni à prendre du temps pour elles-mêmes. En clair, elles s'oublient.

C'est le cas de la mère d'un enfant atteint d'une maladie de Duchenne. Son fils nécessitait une aide permanente, y compris pour se retourner dans son lit. Alors elle se relevait plusieurs fois chaque nuit. Sans s'en apercevoir, elle avait fini par oublier qu'elle avait un corps. Un jour, elle est venue me voir pour m'annoncer qu'elle avait un cancer du sein avec des métastases osseuses. Son pronostic vital était compromis. Elle m'a dit : « C'est tellement incroyable ce qui m'arrive : j'avais tellement peur de ne pas bien m'occuper de mon fils, j'avais si peur qu'il puisse manquer de quelque chose que je me suis oubliée... » Elle avait même oublié de faire une mammographie, tant elle était débordée par ses occupations liées à la maladie de son enfant. « J'ai si peu pensé à moi qu'aujourd'hui je ne suis pas sûre de pouvoir l'accompagner plus longtemps ! Quel paradoxe ! » Cet exemple extrême montre l'importance du travail de prévention que nous devrions faire auprès des mères pour les aider à ne pas se perdre corps et âme dans la prise en charge de leur enfant. Le travail sur la diminution de l'anxiété peut être une piste intéressante.

### *Accepter d'être aidé peut aider l'enfant*

Très souvent, les parents demandent de l'aide psychologique pour leur enfant alors que ce sont eux qui ont besoin d'être soutenus. Lorsque je leur propose de venir me voir seuls, je leur explique que nos rencontres ont pour objectif de les aider, mais aussi indirectement d'aider leur enfant car, s'ils se sentent mieux, il en bénéficiera. Ce type de travail peut être également proposé quand l'enfant malade ne souhaite pas consulter un psychologue pour parler de lui ou des problèmes causés par sa maladie.

Souvent les parents souhaitent que leur enfant nous parle à nous, les psys, de leur maladie, car ils ont besoin de savoir comment il vit sa maladie, s'il souffre à cause d'elle, ce qu'il pense de l'origine génétique de sa maladie, ce qu'il sait exactement sur son évolution, sur l'absence de traitement... Ces questions, ils n'osent pas les aborder directement avec lui tant ils craignent ses réponses. Nous reviendrons en détail sur ce point au chapitre 5 « Comment parler à l'enfant de sa maladie ».

Les parents peuvent avoir besoin d'un espace pour parler d'eux et de ce qu'ils éprouvent face à la maladie de l'enfant. Un travail de guidance parentale peut alors être proposé, tel qu'il a été défini par Serge Lebovici : le psychologue « est un guide qui permet de parcourir un chemin difficile et dangereux et qui accompagne les voyageurs. Ce double aspect de voyage et d'accompagnement fournit une bonne métaphore de ce qu'il convient de faire pour les parents[1]... » Même si les parents demandent souvent des conseils concrets, nous espérons que nos entretiens les aideront plutôt à prendre confiance en leur propre jugement et en leur compétence parentale. Personne ne pourra faire mieux à leur place. Une aide efficace consiste à leur permettre de reprendre confiance en eux et en leur capacité à être de bons parents.

Parfois, les parents n'osent pas demander de l'aide pour eux-mêmes, alors qu'ils ont besoin d'être accompagnés et soutenus. Je leur dis souvent qu'ils sont l'axe de la prise en charge de leur enfant. S'occuper d'eux est donc une autre façon de s'occuper de lui, comme le montre Sylvia. Son fils Adrien, âgé de six ans, est atteint d'une myopathie de Duchenne. Elle vient me voir car elle s'inquiète pour lui. Son état moteur s'est beaucoup aggravé ces derniers temps. Ils doivent commencer à envisager le passage au fauteuil roulant, bientôt Adrien ne pourra plus se déplacer seul. Ce qui est difficile pour la mère, c'est qu'« Adrien n'accepte plus l'aide d'autres adultes, il ne veut plus que la mienne, alors qu'il a besoin d'accompagnement pour chaque geste de la vie quotidienne ! Je n'y arrive plus... ». Elle se demande comment l'amener à demander de l'aide aux autres et aussi à accepter leur aide.

Lors d'un entretien, je demande à Sylvia si elle-même parvient à le faire. Elle m'explique que depuis l'annonce de la maladie d'Adrien, elle assume tout toute seule et tente de ne rien demander à personne.

1. Cité par Hayez J.-Y., *La Guidance parentale*, Privat, 1980.

D'ailleurs, elle a l'habitude : elle avait seulement sept ans quand son père est mort et que sa mère a dû aller travailler. Elle a appris très jeune à tout faire toute seule. Elle ne voulait rien demander à sa mère qui portait déjà un lourd fardeau.

Ce mode de fonctionnement laisse transparaître les effets d'un sentiment de culpabilité actuel et probablement passé. Les enfants se sentent souvent confusément responsables du décès de leur parent, ce qui expliquerait la si grande gentillesse de la petite Sylvia avec sa mère. Comme si elle avait eu quelque chose à se faire pardonner... Cette culpabilité a bien sûr ressurgi avec la maladie de son fils. Elle se rend responsable de la lui avoir transmise et, en conséquence, se sent obligée de tout faire : la prise en charge d'Adrien ne doit reposer que sur elle. Sans en avoir conscience, elle ne laisse plus aucune place aux autres, et les autres, irrémédiablement, se sentent inutiles et renoncent à l'aider. Depuis quelque temps, son mari s'est enfermé dans le travail et rentre tard tous les soirs. Elle est souvent seule à la maison avec Adrien et son fils aîné qui, lui, n'est pas malade. Elle se sent épuisée et seule.

Nos entretiens ont donc porté essentiellement sur la reconnaissance de son besoin d'être aidée, sur sa difficulté à demander de l'aide et à partager avec les autres les contraintes que la maladie lui impose.

Dans un premier temps, sa demande était : « Je veux que mon fils accepte de demander de l'aide. » Mais peu à peu, elle a compris que son fils ne faisait que reproduire son propre comportement. Les entretiens lui ont permis de découvrir combien il était important pour elle de respecter ses propres limites, mais aussi d'être capable d'en fixer aux demandes parfois tyranniques de son fils. Un jour, alors qu'elle était occupée et qu'il lui réclamait sur un ton impérieux de monter dans sa chambre pour jouer, elle a pu lui dire non. Cela paraît si simple ! Pourtant, pour elle et son enfant, ce refus a marqué le début d'une autre relation : en acceptant ses propres limites, elle a fait comprendre à son fils qu'elle ne pouvait pas tout. Adrien a pu à son tour exprimer ses difficultés, accepté d'être aidé, tout en essayant de devenir plus autonome. En demandant de l'aide à d'autres adultes et à ses copains d'école, il s'est aussi ouvert, il a créé des liens à l'extérieur. Si la mère peut comprendre que son sentiment de culpabilité l'amène à enfermer son enfant dans une relation duelle où elle ne laisse pas d'espace à d'autres pour y intervenir, si elle peut prendre conscience que ce sentiment de culpabilité la conduit à s'oublier, elle sera mieux armée pour le dépasser.

### *Maman, je suis heureux que tu portes le même gène que moi…*

Après des années d'errance diagnostique, je rencontre Vincent. Il a treize ans et le diagnostic de sa myopathie de Becker vient seulement d'être posé. Cette annonce ne change rien pour lui, car c'est son état physique qui le rend malheureux : « Je me sens déglingué, très faible, j'arrive à peine à tenir debout… Qu'est-ce que je vais devenir ? Je n'ai plus de force pour aller au collège. J'en ai marre de me voir comme ça… Quand est-ce que tout ça va s'arrêter ? » Son désespoir est à la mesure de l'aggravation de la maladie. À seulement treize ans, il perd son autonomie et devient de plus en plus dépendant de sa mère. Il se retient aux murs pour ne pas tomber.

Pourtant, pour sa mère, il est essentiel d'avoir enfin un diagnostic. Elle sait très peu de choses sur cette maladie, mais elle est contente d'avoir un nom à donner à son fils. Comme si le fait de pouvoir dire : « Tu as la maladie de Becker » lui permettait d'affilier son fils à un nom, un nom d'homme : Becker ! « Ce n'est pas pareil de dire Becker que rien du tout ! Au moins maintenant, on sait comment elle s'appelle, cette bête qui le ronge… » Mais pour Vincent, c'est difficile à accepter. Il m'explique qu'il se sent parfois confus dans sa tête, aux prises avec des questions sans réponse. « Ce nom de Becker, je n'arrivais pas à m'y faire. C'est un nom inconnu qui ne me va pas… Pourquoi moi ? Pourquoi elle est en moi, cette maladie, et chez personne d'autre dans ma famille ? » À la même époque, sa mère effectue le test génétique pour savoir si elle est transmettrice du gène. Elle le fait surtout pour sa fille, qui pourrait être concernée, plus tard, si elle est conductrice. Mais elle n'imagine pas que Vincent cherche à comprendre l'origine de sa maladie et les raisons pour lesquelles il est malade.

Lorsqu'elle apprend qu'elle est conductrice, elle s'effondre en larmes. Elle se demande comment une mère peut donner une maladie à son garçon qu'elle aime tant ! Comment peut-elle voir son enfant dépérir sans avoir elle-même le moindre signe de la maladie ? Elle se demande si ce résultat n'est pas une condamnation pour tout ce qu'elle n'a pas fait de bien dans sa vie. Elle pense surtout à son père et au fait qu'elle était fâchée avec lui depuis deux ans lorsqu'il est décédé. À sa demande, je l'adresse à une collègue pour une psychothérapie.

Quelques mois plus tard, je la rencontre lors d'une visite de bilan pour son fils. À cette occasion, elle me dit que lorsqu'elle lui a appris qu'elle était conductrice du gène, il lui a répondu : « Maman ! Je suis content de ne pas être un mutant dans ma famille, je suis content que toi aussi, tu sois comme moi porteuse de cette mutation ! » Vincent et sa mère ont pu « s'affilier » l'un à l'autre sur du « même ». Même si sa mère n'est pas malade, elle est aussi porteuse du gène. À présent, Vincent se sent moins seul, et peut dire que sa maladie ne vient pas de nulle part : il est malade parce qu'il a hérité de sa mère le gène de la maladie. Ils sont unis par les liens du sang et partagent cela profondément.

Alors que la mère de Vincent était dans un premier temps effondrée à l'annonce du résultat du test, elle a pu constater la valeur apaisante de cette information sur son fils et ainsi se tranquilliser. Enfin, la psychothérapie lui a permis de reprendre un travail d'écriture interrompu depuis la maladie de son fils.

Cette histoire permet de comprendre qu'une mère puisse mal supporter d'être non conductrice, aussi paradoxal que cela puisse paraître. Apprenant que la maladie de leur enfant est le résultat d'une néomutation et non d'une transmission liée au chromosome X, certaines mères sont profondément bouleversées par ce « bon résultat ». Dans leur for intérieur, elles souffrent de laisser leur enfant être seul porteur du gène dans la famille. Ce point mérite toute notre considération.

## Le test génétique accessible aux sœurs

Depuis 1997, l'équipe du Dr D. Héron, en collaboration avec l'unité de pathologies neuromusculaires du Pr B. Eymard, à la Pitié-Salpêtrière, a mis en place une consultation de génétique pour les femmes à risque d'être conductrices dans les maladies liées à l'X. L'accompagnement a été repris par de nombreux centres de génétique. Les sœurs peuvent réaliser un test génétique en bénéficiant d'une série d'entretiens pluridisciplinaires (avec un généticien puis un psychologue). Objectif : les aider à anticiper l'impact du résultat sur leur vie future et notamment sur leur projet reproductif. L'expérience a montré que ce test peut être effectué avant l'âge de dix-huit ans, lorsqu'il correspond à une authentique demande de la jeune fille et à un cheminement personnel dans une maturité naissante.

Chez les jeunes femmes conductrices de la maladie, le problème est de taille lorsqu'il s'agit d'envisager une grossesse avec un diagnostic prénatal et une interruption médicale si l'enfant est porteur.

Marie vient à l'âge de dix-huit ans demander un test génétique pour savoir si elle est conductrice de la maladie dont son frère est atteint. Il lui est très difficile de partager avec lui la décision de faire ce test. Comment lui dire, en effet, qu'elle fait un test « pour ne pas avoir un enfant comme lui » ? Pour elle, qui adore et admire son frère, c'est insurmontable. Mais elle tient absolument à faire le test. Elle veut savoir si elle porte le même gène que sa mère, alors qu'elle se trouve à une période de sa vie où elle tente par tous les moyens de se démarquer d'elle. Or sa mère lui a dit : « Il ne faut pas t'inquiéter. Si tu es porteuse, tu seras comme moi ! » Tout ce qu'elle ne voulait pas entendre : « Je ne veux pas être comme elle ! » Lors des entretiens, elle nous dit que si elle est porteuse du gène, le plus simple pour elle serait de ne pas avoir d'enfant. Ce qu'elle envisage sérieusement avant de faire le test. En effet, le résultat du test a pour la jeune sœur une signification très importante. Son avenir en tant que femme et future mère y est engagé.

## La fratrie

Les conséquences sur les sœurs ne sont pas seulement déterminées par la maladie du frère, mais surtout par la manière particulière dont les parents ont réagi devant la découverte de la maladie. La fille observe les réactions de sa mère et sera marquée profondément par ses comportements. Chez la mère, la dépression consécutive à la découverte de la maladie de son enfant et à la dimension génétique de celle-ci peut faire émerger ce qu'André Green appelait la « mère morte[1] », se référant à une mère commotionnée et déprimée à la suite d'un événement dramatique comme un deuil. La mère est là, présente en chair et en os, mais en fait absente et indifférente, comme si le lien à l'enfant était détruit. La sœur de Stéphane atteint d'une maladie de Duchenne dit : « Je me souviens que ma mère ne jouait plus, ne riait plus. Elle était distante et froide, elle ne me voyait plus. » Âgée de sept ans lorsque son frère a déclaré la maladie, elle revisite son enfance à l'âge adulte au moment où elle souhaite avoir un enfant. Lors de l'annonce du diagnostic de son frère, elle a été obligée de tout faire à la maison : préparer les repas, faire la lessive, s'occuper de ses petits frères. Sa mère et son père étaient totalement absents : « Lorsqu'ils étaient là, c'était comme s'ils n'étaient plus là. Ma mère passait son temps au téléphone à parler de la maladie de mon frère. » Tous ces bouleversements étaient d'autant plus douloureux pour elle qu'elle ne comprenait rien à ce qui se passait. Personne ne lui avait parlé à elle. Elle avait dû tout deviner et se sentait triste et très seule.

Ces éléments soulignent combien les sœurs peuvent être intensément et durablement engagées dans le parcours du frère atteint d'une maladie génétique liée à l'X. Même leur avenir professionnel peut être déterminé par le rôle qu'elles ont occupé vis-à-vis de leur frère : elles choisissent souvent un métier éducatif, social, médical ou paramédical. En conséquence, on peut mesurer l'importance et l'intérêt que nous devons leur porter.

Une jeune femme de vingt-quatre ans, qui venait faire le test génétique pour savoir si elle était conductrice, m'a dit que notre rencontre aurait dû avoir lieu

1. Green A., *Le Complexe de la mère morte, Narcissisme de vie, narcissisme de mort*, Minuit, 1983.

dix ans plus tôt. Personne ne lui avait proposé de rencontrer un psychologue pour parler de ce qu'elle vivait en tant que sœur d'un frère gravement malade. Alors qu'à l'époque elle pensait ne pas avoir le droit d'être heureuse car son frère souffrait d'être assis dans un fauteuil toute la journée. À chaque fois qu'elle courait, qu'elle dansait, qu'elle bougeait son corps, elle pensait à lui.

Les frères peuvent être eux aussi touchés durablement par la maladie de leur frère malade. Lorsque l'aîné est atteint de la maladie, le puîné peut imaginer qu'il le sera plus tard. C'est souvent à l'origine d'angoisses, de préoccupations somatiques diverses et de troubles du sommeil dans la fratrie. « C'est comme quand on perd les dents », dit Samuel, cinq ans, dont le frère est atteint d'une myopathie de Duchenne. Ses parents consultent car, sans aucune explication apparente, Samuel s'est mis à faire pipi derrière les portes de sa maison. Il m'explique que « si les dents sont tombées chez mon frère, elles tomberont un jour chez moi. Pour la maladie, c'est pareil, je vais tomber malade l'an prochain. Ma mère dit toujours que mon frère Nicolas s'est arrêté de marcher lorsqu'il était en CP. Et moi, je vais aller en CP l'an prochain... sauf si j'ai encore des couches ! ». Ainsi, grandir et se projeter dans un « devenir grand » peut être perçu et ressenti par les plus jeunes comme éminemment menaçant et dangereux. Le fait de penser que « moi aussi, je serai malade plus tard » correspond à des propos qui viennent s'inscrire psychiquement dans la perspective d'une attaque interne inévitablement programmée[1]. Ces affects peuvent être renforcés par une difficulté manifeste, au sein de la famille, à parler de la maladie ou de son origine génétique avec les

1. Frischmann M., Gargiulo M., Gortais J., « La fratrie confrontée aux inégalités de la génétique », *in* Bert C., *La Fratrie à l'épreuve du handicap*, Érès, 2006.

frères et sœurs non atteints. Dans le cas de la mère de Samuel, elle avait eu recours au diagnostic prénatal lorsqu'elle était enceinte, la maladie étant déjà décelée chez son fils aîné. De ce fait, elle savait que Samuel n'avait aucun risque de tomber malade comme son frère. Mais le couple parental ne voulait rien dire : ils ne supportaient pas l'idée d'avouer à leurs deux garçons la différence de ce qu'ils avaient donné « en héritage » à chacun d'entre eux.

Tout cela nous invite à réfléchir sur la nécessité de proposer une écoute à la fratrie dès l'enfance : des entretiens ponctuels, mais aussi, pour certains, une psychothérapie.

## LE COMBAT DES FAMILLES

Socialement, les parents doivent composer avec la stigmatisation sociale que la maladie impose. Encore aujourd'hui, il est difficile de sortir avec un enfant handicapé dans la rue sans être suivi par un regard pesant. Pour les parents, il ne s'agit pas seulement de faire face à la maladie au quotidien, mais aussi de la faire accepter à l'extérieur. Le regard est vécu comme accusateur. Il peut faire écho à leur sentiment de culpabilité de n'avoir pas été de suffisamment bons parents pour donner naissance à un enfant en bonne santé, et susciter un pénible sentiment de honte qui risque d'entraîner un lourd sur-handicap familial : le handicap de l'enfant devient celui de toute la famille, constamment en difficulté dans l'image qu'elle pense donner aux autres.

Difficile de supporter le regard des autres, même si c'est parfois l'expression d'une envie de montrer sa sympathie, voire son soutien. Certains vont jusqu'à héroïser la souffrance de la personne malade et de sa famille, parlant d'elles comme de personnes hors norme, capables de supporter une terrible épreuve.

Loin de flatter, ce type d'attitude est ressenti comme une stigmatisation qui éloigne des autres.

Le Téléthon, organisé par l'AFM, a contribué à faire évoluer les mentalités et les comportements face à la personne handicapée. De nombreuses familles disent combien le regard de leur entourage a pu changer grâce à cette émission qui donne, une fois par an, la parole aux personnes malades et à leurs proches. Un immense travail social reste à faire pour modifier les préjugés et le regard sur le handicap. Et les familles, en plus de leur combat quotidien contre la maladie, doivent se battre aussi sur ce terrain. On constate de grandes inégalités dans la manière de mener ce combat. Certaines sont militantes, connaissent et font valoir leurs droits, tandis que d'autres vivent la maladie et ses contraintes dans une très grande solitude, au prix d'un isolement qui peut se révéler délétère.

### *L'isolement*

Un des changements notables que provoque la maladie dans la vie du couple est l'éloignement de l'entourage. Les priorités ne sont plus les mêmes, les points communs se diluent, ce qui donne le sentiment de n'avoir plus rien à partager. Parfois même la maladie génétique peut faire peur à la famille. Elle rappelle aux proches qu'eux aussi sont menacés ou au contraire qu'ils ont beaucoup de chance de ne pas être confrontés à cette épreuve, ce qui les met aussi mal à l'aise. Dès l'annonce du diagnostic parfois, le cercle amical et familial disparaît. Une maman m'expliquait que sa sœur était complètement sortie de sa vie lorsqu'elle avait appris que son neveu était atteint d'une maladie génétique. Elle ne voulait rien savoir de « toute cette histoire » et surtout ne voulait pas que son mari sache qu'elle pouvait être transmettrice.

La solitude du couple devant l'épreuve de la maladie

est l'une des expériences de vulnérabilité les plus radicales qui puissent exister. La détresse sociale dans laquelle le patient et sa famille peuvent se trouver est tout aussi dramatique. Sans un minimum de moyens, ils risquent de s'enfermer dans l'isolement, le désespoir, et la plus grande pauvreté. Aucune aide psychologique ne peut venir compenser ces manques du « minimum vital ». Il est important de rappeler ici l'inégalité des moyens dont disposent les patients pour faire face à la maladie. Il suffit d'imaginer la vie d'une famille qui habite dans un immeuble sans ascenseur, dont l'enfant ne peut sortir de chez lui que porté dans les bras...

La détresse peut être atténuée et dépassée lorsque l'enfant et sa famille sont suffisamment étayés et soutenus par leur milieu familial, social et professionnel. Être malade est une épreuve, être seul devant la maladie est une véritable catastrophe.

### *L'aide des associations de malades*

Pour vaincre l'isolement des familles, il faut noter le travail formidable réalisé par les associations de malades. La rencontre avec d'autres parents qui traversent les mêmes épreuves est salutaire car elle leur permet de « normaliser » leurs difficultés et de se sentir moins isolés. Le partage avec d'autres parents leur permet de constater qu'ils ne sont pas seuls à souffrir ainsi, que ce qu'ils vivent n'a rien d'anormal, d'étrange ni de monstrueux, ce qui leur apporte un réel apaisement. Ce compagnonnage des bénévoles « experts », qui connaissent de l'intérieur la maladie, est un fil rouge pour de nombreux parents. Il les aide à tenir dans la durée.

Le Dr Juliette Dieusaert a étudié la valeur des échanges dans des forums de discussion sur le net dans une maladie génétique, l'ataxie de Friedrich. Elle observe que ces forums sont « à la limite de l'expression orale, impression d'entendre parler l'autre, de l'écouter, de le comprendre, d'être enfin compris[1] ». Elle signale que, dans le domaine des maladies orphelines, « les forums donnent aux personnes l'impression d'être les mêmes, naviguant sur le même bateau, atteintes par le même séisme qu'est la maladie, voguant vers le même port : l'espoir de la guérison, balancées entre le flux tourmenté d'un futur éprouvant et le reflux apaisant de l'espoir de stabilisation ou de guérison ».

1. Dieusaert J., *Un forum par Internet pour des malades et familles touchés par l'ataxie de Friedrich : enjeux, représentations et perspectives*, mémoire du diplôme universitaire d'accompagnement des personnes atteintes de maladie génétiques et leur famille, Paris VI-Pierre-et-Marie-Curie, 2003.

# 3

# La prédiction d'une maladie

## L'exemple des maladies autosomiques dominantes

> « Les hommes auraient passé leur vie, auparavant, dans des cavernes à attendre, oisifs et moroses, leur mort, comme tant d'autres animaux dans leur antre. Mais dès qu'on leur eut retiré la connaissance de l'heure de leur mort, l'espoir naquit en eux ; les hommes s'éveillèrent alors et se mirent à transformer leur monde en un monde habitable. »
>
> Eschyle, *Prométhée*

Certaines maladies se transmettent dans une famille selon le mode autosomique dominant. Cela signifie que chaque enfant d'une personne porteuse ou atteinte aura un risque de 50 % d'être porteur du gène. Certaines maladies dominantes surviennent dès la naissance. D'autres se déclarent seulement à l'âge adulte, elles sont dites « tardives ».

Dans ce contexte, un diagnostic présymptomatique est possible. Il concerne les personnes asymptomatiques (qui ne présentent aucun signe de la maladie), à la condition que la mutation génétique ait pu être identifiée dans leur famille. La pratique de tests génétiques présymptomatiques existe depuis l'identification du gène responsable de la maladie de

Huntington[1] en 1993. C'est pour cette raison que nous avons choisi cette maladie pour évoquer les questions vertigineuses auxquelles sont confrontées les personnes concernées par ces tests. Comment vivre avec la certitude d'être touché un jour par cette maladie incurable ? Vaut-il mieux savoir ou ne pas savoir ?

## UN SAVOIR QUI BRÛLE LES DOIGTS

La fin du XX^e^ siècle a été marquée par des découvertes considérables qui ont modifié notre conception même du destin. Les nouveaux savoirs dont nous disposons aujourd'hui bouleversent notre manière de vivre, d'agir et de penser. Ainsi, un individu en bonne santé peut désormais savoir s'il est porteur du gène à l'origine de la maladie dont d'autres membres de sa famille sont atteints.

Un scénario qui tient du roman de science-fiction, à l'image de ce formidable film américain, *It happened tomorrow*, sorti en 1944. C'est l'histoire d'un journaliste new-yorkais qui fait le vœu de connaître les événements avant qu'ils ne surviennent, pour vendre des scoops. Son vœu se réalise : il tient entre ses mains le journal du lendemain. Mais son nouveau pouvoir lui brûle les doigts : dans la chronique nécrologique, il découvre… qu'il va mourir le lendemain !

1. Maladie héréditaire à transmission autosomique dominante. La prévalence varie de 1/10 000 à 1/15 000. C'est une maladie neurodégénérative à évolution progressive, associant un syndrome choréique et une démence sous-corticale. La maladie commence vers l'âge de quarante ans et ses symptômes peuvent persister près de vingt ans après son apparition. La progression lente, mais inéluctable, vers la perte de contrôle des mouvements, la démence et l'âge du début des troubles rendent cette maladie particulièrement difficile.

Ce film illustre magistralement le rapport de l'homme au temps et nous invite à nous demander comment l'homme peut vivre, se projeter, espérer, désirer, s'il sait par avance ce qui l'attend. Une prédiction sur l'avenir ne risque-t-elle pas de transformer la vie en une sorte de mort ? Lorsque l'on connaît la date de sa mort, comme le protagoniste du film, la vie ne se résume-t-elle pas à un programme, qu'il faudra effectuer jour après jour ? Si tout est écrit, sombre-t-on dans la mélancolie ? Ou, au contraire, ce savoir peut-il donner à la vie une force insoupçonnable ?

Peut-on comparer ce qui arrive au personnage du film avec ce que peut vivre une personne qui réalise un test génétique présymptomatique ? Il existe des différences : le protagoniste du film connaît la date et l'heure de sa mort ; ce n'est pas le cas de ceux qui font le test et qui se révèlent porteurs du gène de la maladie. Ils pourront cependant imaginer ce qui les attend en constatant les ravages de la maladie sur leurs ascendants malades.

Avec ces tests génétiques présymptomatiques, la médecine se trouve confrontée à l'un des plus grands paradoxes de son histoire : elle peut désormais prédire, plus ou moins longtemps à l'avance, l'apparition de maladies redoutables, alors qu'elle est encore dans l'incapacité de les guérir. Est-il humain et raisonnable de mettre sur les épaules d'une personne en bonne santé un tel fardeau ? Pour quelles raisons l'homme peut-il souhaiter vivre dans la connaissance de son statut génétique, alors qu'il pourrait vivre protégé par le voile de l'incertitude ? Si le résultat se révèle favorable, la personne pourra-t-elle enfin commencer à vivre libérée de cette menace ? Voici quelques interrogations dignes d'une tragédie shakespearienne...

## Les tests présymptomatiques

Les tests présymptomatiques concernent des pathologies autosomiques dominantes à révélation tardive[1]. Ils permettent à une personne en bonne santé d'accéder, par une simple[2] prise de sang, à la connaissance de son statut génétique en répondant à sa question : suis-je porteur ou non de l'anomalie génétique responsable de telle maladie qui affecte d'autres membres de ma famille ? Le diagnostic génétique présymptomatique présente un intérêt médical évident quand des mesures préventives efficaces existent.

Quelle que soit la maladie en question, la décision de faire le test revient à la personne elle-même. Elle doit considérer toutes les possibilités et en peser toutes les conséquences. Qu'il s'agisse de la maladie de Huntington, d'autres pathologies nécessitant une vigilance ou des interventions chirurgicales prophylactiques, comme le cancer, la personne doit être accompagnée dans sa réflexion avant, pendant et après la réalisation du test. Car l'annonce du résultat du test peut être vécue comme une rupture modifiant profondément le rapport au temps, altérant en particulier la vision de l'avenir.

Ces tests ne s'adressent pas au tout-venant inquiet pour son statut génétique ou son avenir. Ils sont seulement destinés aux personnes ayant un risque élevé (50 %) de développer une maladie héréditaire et dont la

1. Le test présymptomatique s'adresse aussi aux hommes, dans certaines maladies liées à l'X à âge de début variable : si la personne s'avère porteuse de l'anomalie, elle pourra développer la maladie et la transmettre.

2. Par opposition au résultat de ce geste banal qui implique un savoir sur l'avenir de la personne : si la prise de sang est simple à pratiquer, les conséquences majeures de cet acte doivent être prises en considération. Il s'agit donc d'un acte grave.

maladie a été confirmée chez un ascendant ou un membre de la fratrie atteint. Si l'analyse de l'ADN est techniquement simple, la complexité du questionnement est majeure pour les personnes « à risque » lorsqu'il s'agit de demander un test présymptomatique d'une maladie pour laquelle il n'existe pas encore de traitement ou de prévention possible.

Ce test est loin d'être un acte médical neutre, il mobilise chez la personne à risque une réflexion profonde sur son statut, sur sa liberté de savoir ou de ne pas savoir. Car si le test se révèle défavorable, la personne sait que dans les années à venir, elle déclarera la maladie qui affecte d'autres membres de sa famille.

La première maladie pour laquelle un diagnostic présymptomatique a été possible est la maladie de Huntington. En l'absence de traitement préventif ou curatif, une réflexion approfondie a été mise en place par la Fédération mondiale de neurologie (WFN) et l'Association internationale Huntington (IHA)[1]. Ces deux instances ont réfléchi longuement et établi des recommandations de bonnes pratiques pour la réalisation du test présymptomatique. La demande venant des familles était forte. Elles revendiquaient leur droit de savoir pour s'organiser et faire face.

Cinq principes sont issus de ce remarquable travail commun entre médecins et associations de malades, ils doivent être respectés dans la réalisation du test : le bénéfice (le test ne doit pas nuire à la personne) ; l'autonomie (le test doit être fait sans influence) ; la majorité (le test est destiné aux personnes majeures âgées de plus de dix-huit ans) ; le consentement éclairé (après avoir reçu une information claire et loyale) ; la confidentialité (le résultat est donné oralement et ne doit pas

1. International Huntington Association, World Federation of Neurology, « Guidelines for the molecular genetics predictive test in Huntington's disease », *Neurology*, 1994, Aug., 44 (8), p. 1533-6.

compromettre la personne vis-à-vis des employeurs ou des compagnies d'assurances).

La première consultation dédiée au test présymptomatique de la maladie de Huntington a été mise en place en France en 1992, à l'hôpital de la Pitié-Salpêtrière, par trois pionniers : le Dr Alexandra Dürr, le Dr Josué Feingold et le Pr Alexi Brice. Bénédicte Prouvoust, Valérie Hahn, Isabelle Lagroua et moi-même avons fait partie de ce premier staff. Depuis sa création, plus de mille personnes sont venues demander un test génétique dans cette consultation. Aujourd'hui, il existe plusieurs centres labélisés qui effectuent ce type de test dans toute la France.

Une personne à risque ayant un ascendant porteur peut s'adresser à une consultation de génétique et demander un test génétique présymptomatique. Cette consultation spécialisée est toujours animée par un généticien entouré d'une équipe pluridisciplinaire, composée d'un généticien, d'un spécialiste de la maladie, d'un psychologue, d'une infirmière et parfois d'un psychiatre.

La première consultation est très importante, car le généticien explique à la personne qu'elle a la liberté de savoir ou de ne pas savoir et que le test n'est pas une obligation mais un choix. Puis il décrit les modes de transmission, construit l'arbre généalogique, mais surtout établit un dialogue avec le consultant pour l'aider à comprendre les enjeux du test et à prendre une décision en toute connaissance de cause. Il propose systématiquement de prendre le temps de la réflexion avant de faire le prélèvement de sang destiné à l'analyse moléculaire. Le dispositif de consultation est ainsi prévu avec des étapes, pour permettre au consultant d'avancer par paliers dans sa décision. C'est donc après mûre réflexion qu'il peut abandonner la démarche si tel est son choix, ou bien la poursuivre et se préparer à l'annonce dans les meilleures conditions possibles.

Une enquête multicentrique internationale a montré que seulement 18 % des personnes à risque pour la maladie de Huntington souhaitent faire le test présymptomatique. Autrement dit, la grande majorité préfère ne pas savoir. Cette liberté de rester dans l'incertitude doit être respectée, et même valorisée comme un choix possible.

Dans la consultation animée par le Dr Alexandra Dürr, neurogénéticienne à la Pitié-Salpêtrière, environ la moitié des personnes abandonne la démarche après la première consultation[1]. Ce point est d'une importance extrême. Si elles n'avaient pas pu bénéficier d'une période de réflexion avant de prendre leur décision, elles seraient aujourd'hui en possession d'un résultat qu'elles n'ont pas réellement souhaité. Si vivre dans le doute est insupportable pour certains, vivre dans la certitude d'être porteur du gène peut devenir tout aussi insupportable pour d'autres, qui devront apprendre à vivre avec cette information sans pouvoir éviter l'apparition de la maladie le moment venu.

## L'épée de Damoclès

Dans la maladie de Huntington, chaque enfant a 50 % de risque d'hériter de la maladie de son parent. Mais la perception subjective du risque correspond rarement au risque objectif. Dans une famille, il peut exister une croyance irrationnelle sur la manière dont la maladie se transmet. Cette idée se façonne à partir des observations et des histoires qui circulent dans la famille sur les personnes malades. Par exemple, la maladie est attribuée à un fort choc émotionnel ou à un

1. Voir Dürr A., Gargiulo M., Feingold J., « Les tests présymptomatiques en neurogénétique », *Médecine sciences*, 2005, 21 (11), p. 1934-9.

malheur. Lorsque les mêmes troubles sont observés chez d'autres membres de la famille, les explications sur l'étiologie de la maladie évoluent. Cependant, les premières théories restent souvent très actives. Ce sont des créations originales, propres à chaque famille, construites à partir de l'ensemble des paroles et des non-dits sur le sens de la maladie.

Aurore demande à faire le test à l'âge de trente-sept ans. Elle sait qu'elle est à risque depuis son plus jeune âge et c'est au terme d'une longue réflexion qu'elle a choisi de savoir si elle est porteuse du même gène que celui qui est lié à la mort de sa mère, de sa grand-mère et de sa tante. Autour d'Aurore, on croyait que toutes les femmes de la famille seraient atteintes. Étant donné que la maladie n'avait touché que des femmes, cette idée irrationnelle persistait. Aurore en avait donc la conviction intime : le test confirmerait qu'elle était porteuse du gène. D'ailleurs, pour ses proches, elle était la prochaine sur la liste.

La jeune femme, plus ou moins consciemment, s'était repliée sur elle-même, renonçant à créer des liens amicaux, mais aussi amoureux : comment partager quand on doit taire l'essentiel ? Comment s'engager, si demain on doit tomber malade ? Peu à peu, elle avait renoncé à rêver, à se projeter dans l'avenir pour se préparer à rejoindre le destin des femmes qui l'avaient précédée. Seule différence avec sa mère : Aurore s'était juré qu'elle n'aurait pas d'enfants : « Je ne veux pas mettre au monde un enfant qui souffrira de voir sa mère détruite par la maladie et qui risque d'en être atteint plus tard. » Sa décision se voulait définitive et sans appel, elle devait s'inscrire dans son corps comme une interdiction. Alors elle a demandé une ligature des trompes, pour ne plus rien laisser au hasard… L'histoire d'Aurore montre combien la menace de la maladie constitue une véritable épée de Damoclès qui pèse extrêmement lourd sur la vie des individus et détermine leurs choix essentiels.

### *L'être à risque*

Avec le Dr Alexandra Dürr, nous avons cherché un terme pour faire comprendre comment un être humain peut être totalement déterminé par le fait d'être à risque pour une maladie génétique. C'est pour cette raison que nous parlons de « l'être à risque » et non d'« être à risque ». Toute son existence se focalise sur ce risque de la maladie, qui l'envahit au point de constituer l'identité même de la personne. Tout se passe comme si le gène n'était plus du registre de l'avoir – avoir ou ne pas avoir le gène –, mais du registre de l'être : être porteur ou ne pas l'être... D'un point de vue psychologique, l'être à risque a un rapport modifié avec le temps. Il se sent menacé dans son avenir et n'arrive pas à se projeter au-delà de l'âge où sa mère, son père ou son frère a développé la maladie. « Je n'ai jamais pu faire de projets à long terme, puisque je vais mourir jeune... », « Je n'ai jamais pu me penser comme ayant un avenir. J'ai toujours vécu l'instant présent, je ne suis jamais resté longtemps avec une femme », disent ceux pour qui le risque d'être malades un jour est devenu une manière d'être et de se construire. Mariannick Caniou, dont l'ensemble des écrits constitue un véritable travail de conceptualisation philosophique sur le vécu de la maladie, décrit ainsi son expérience : « Dans "l'être à risque", il n'y a pas de temps, le temps n'existe pas. On est déjà à la fin de sa vie ! On est projeté par les autres au terme de son existence et donc d'une certaine manière la mort en tant que telle n'existe pas. Elle est englobée dans la maladie, elle n'est pas considérée comme un moment de la vie. C'est une manière très subtile de la nier car par ailleurs elle est omniprésente puisqu'elle vient de façon répétitive décimer ma famille[1]. »

Or cette prison mentale est d'autant plus puissante qu'elle se construit dans le non-dit et dans la honte. Longtemps, la maladie de Huntington fut appelée vulgairement la « danse de saint Guy », à cause des mouvements désordonnés des malades, de leur danse « folle ». Ce terme frappait les familles comme une insulte moyenâgeuse et ricanante. Alors, la majorité d'entre elles se drapait dans le silence pour préserver sa dignité. Comment supporter l'idée d'une démence familiale ? Comment dire à une enfant qu'elle est menacée de devenir comme sa mère malade ? Personne, jamais, n'en parlait à Aurore, mais la menace était là, omniprésente, dans les silences gênés, dans cette façon de la couper des autres et du monde pour lui éviter toute fatigue, la préserver. Personne, jamais, ne lui parlait de sa mère. Personne, jamais, n'a mis de mots sur cette angoisse diffuse.

## *Un doute lancinant*

La plupart des personnes viennent en consultation demander le test parce qu'elles ne supportent pas de « ne pas savoir », de vivre avec ce doute sur leur statut génétique. Le doute peut devenir insupportable, source de frustration, de peur et de difficulté à planifier son avenir. La nécessité de savoir devient impérieuse pour ceux qui pensent pouvoir, grâce au test, mettre fin à leur souffrance. Avant le test, la personne est à risque. Elle peut se débattre quotidiennement avec cette interrogation lancinante : suis-je porteur du gène ou n'en suis-je pas porteur ? Ce doute peut l'empêcher de vivre

1. Caniou M., « Témoigner de l'expérience d'un savoir et de la temporalité », *La Lettre de l'Espace éthique AP-HP*, 2001, hors-série n° 2, *Les Tests génétiques : grandeur et servitude.*

normalement, de faire des projets, d'aimer, de « respirer ». Peu à peu, la peur de la maladie devient envahissante et l'auto-observation un exercice quotidien.

Aurore s'impose à elle-même toute une série de tests pour savoir si elle développe les premiers signes de la maladie. Très souvent, elle se découvre des troubles : des oublis (la maladie entraîne des problèmes de mémoire) ou un verre qui lui échappe des mains (ce sont des troubles moteurs annonciateurs). Elle se trouve nerveuse et irritable (des troubles de l'humeur sont parfois des signes précurseurs de la maladie), elle ne se sent plus comme avant. Elle a l'impression que, depuis un certain temps, elle a changé...

D'ailleurs, le fait de s'approcher de l'âge où ses apparentés ont commencé à développer les premiers signes de la maladie est source d'anxiété. Quand je lui ai demandé pourquoi c'était à ce moment précis qu'elle venait faire le test, alors qu'elle se savait à risque depuis si longtemps, Aurore m'a répondu qu'elle voulait savoir combien de temps il lui restait avant de déclarer la maladie. La question de savoir devenait d'autant plus aiguë que sa mère, sa grand-mère et sa tante étaient décédées de la maladie vers quarante ans, après une longue déchéance. Devait-elle se préparer ?

C'est une question déterminante pour ceux qui consultent. Or le test génétique ne peut leur apporter aucune réponse à cette question car aucun test ne peut prédire la date d'apparition des premiers signes.

## *La maladie de l'autre est un miroir*

L'image que l'on se fait de la maladie va déterminer la manière de vivre la procédure du test. Certaines personnes n'ont pas connu leur mère ou leur père malade. Elles ne disposent que des informations trouvées sur Internet ou du récit d'autres membres de la famille. La situation est radicalement différente lorsque la réalisation du test est contemporaine de l'aggravation de la maladie chez la mère ou le père, ou qu'un frère ou une sœur commence à en présenter les premiers signes. La personne observe par elle-même les effets d'une maladie qui pourrait être la sienne. De même que la vision du cadavre ou la perception d'un absent peut être utilisée par le sujet pour se représenter sa propre mort, comme l'expliquait Freud dans *Totem et tabou*[1]. Dans les familles concernées par la maladie de Huntington, cette vision de la déchéance de l'autre induit la représentation de sa propre mort.

Aurore a été élevée par une mère aux mouvements désordonnés, aux facultés intellectuelles altérées, qui oubliait de lui faire à manger et ne parvenait pas à assumer son éducation. Avec les années, elle a compris que sa mère n'était pas comme les mamans des autres et qu'elle avait des comportements étranges. Longtemps, Aurore a ignoré qu'elle était malade. Elle pensait qu'elle était devenue « comme ça » parce qu'elle n'était pas heureuse avec son père. Parfois, elle se sentait elle-même responsable du comportement agressif de sa mère et s'en voulait, comme si tout cela était de sa faute.

Petit à petit, malgré son jeune âge, Aurore a dû s'occuper de sa mère ; son père travaillait beaucoup et n'arrivait que tard le soir. Aurore essayait de l'assister et de la calmer, de l'aider pour les tâches ménagères en rentrant de l'école. Parfois elle préparait à manger. Une solitude écrasante pour l'enfant. Alors elle s'inventait des rituels, comme les anciens interrogent les signes de la nature, pour connaître le destin. Avant de rentrer à la maison, elle comptait ses pas depuis la boulangerie. Si elle dépassait quarante-cinq, elle se disait que

1. Freud S., *Totem et tabou*, Petite Bibliothèque Payot, 1965.

quelque chose de très grave allait arriver à sa mère. Elle avait très souvent peur de la trouver morte.

Malgré sa maladie, Aurore l'aimait. Même si parfois son regard lui faisait peur, même si son silence de plomb l'impressionnait, elle se sentait bien avec elle. Pour Aurore, cette situation aurait pu être éternelle... Mais la maladie évoluait vers la détérioration des facultés mentales et le développement des troubles moteurs.

Pour Aurore, imaginer que plus tard elle deviendrait « comme sa mère » était insupportable. En même temps, elle se sentait coupable de ne pas vouloir lui ressembler. « Quelle fille ne veut pas ressembler à sa mère ? » Mais lui ressembler signifiait-il être dans l'état délabré où elle l'avait vue pour la dernière fois ? Pouvait-elle ressembler à sa mère en dehors de la maladie ?

## VIVRE SANS LA MALADIE : UNE RENAISSANCE PARFOIS DIFFICILE

Avant ce jour tant attendu et redouté du résultat, la menace de maladie et de mort était là, au fond d'elle-même, déterminant ses choix, ses refus, dressant un mur entre elle et les autres. Toutes ces années vécues au jour le jour, en évitant de penser à elle-même, à un avenir trop lointain... Elle pensait qu'elle n'avait pas d'avenir. Pourtant, un jour, elle vint chercher le résultat de son test à l'hôpital : elle n'était pas porteuse du gène de la maladie de Huntington, elle ne serait pas malade.

La voilà invitée à réapprendre à vivre autrement, avec une autre idée de l'avenir à construire. Lorsque Aurore apprend qu'elle n'est pas porteuse, elle n'a pas de réactions de joie, de soulagement. Elle reste clouée sur sa chaise, tétanisée.

Lorsque l'on a pensé être porteur du gène et que le résultat du test est favorable, le bouleversement peut être de taille. Pour Aurore, ce résultat implique une remise en question complète de sa vie, de tous ses choix. Sa vie, toutes ses convictions, son identité même n'étaient-elles que le produit de la peur de la maladie ? Selon Mariannick Caniou, « avec le résultat, un voile se déchire. Ce qui commence à ce moment, c'est un extraordinaire travail sur soi. La question de départ se déplace, il ne s'agit pas de savoir – car le savoir enferme, il est totalisant et totalitaire –, mais d'entrer dans une plus grande connaissance de soi-même pour une vie plus harmonieuse avec les autres[1] ». Aurore se demande qui elle est en vérité maintenant. Qui pourra-t-elle devenir sans la peur de la maladie ? Aurait-elle fait d'autres choix, se serait-elle mariée avec un autre homme que Pierre qui a toujours accepté de ne pas avoir d'enfant ? Aurait-elle eu des enfants ? Ainsi, des remaniements identitaires s'imposent et bouleversent ceux qui, après s'être crus condamnés toute leur vie, découvrent qu'ils sont indemnes, que la vie leur appartient !

Pour d'autres, on assiste au développement d'une culpabilité qui s'apparente à celle du survivant par rapport aux membres porteurs ou déjà atteints, surtout dans la fratrie. Le syndrome du survivant a été décrit chez les rescapés de diverses catastrophes, notamment chez les survivants des guerres et des camps de concentration. Bruno Bettelheim, à travers ses observations et son propre vécu, a souligné la difficulté de survivre à une telle épreuve : « On se sent obligé de jus-

1. Caniou M., « Vous n'êtes pas porteur du gène de la chorée de Huntington ! », *in* Héron D., Feingold J., Pinell F., Terrenoire G., Gargiulo M., Dürr A., *Médecine prédictive, quelle place pour l'homme ?*, hors-série de la revue de Laënnec *Médecine, santé, éthique*, n° 3-4, 1999.

tifier la chance qu'on a eue de faire partie des rares rescapés, alors que des millions d'autres... ont été exterminés[1]. » Pour lui, le rescapé se demande : « Pourquoi ai-je été épargné ? » Et la voix de la conscience lui répond : « Parce qu'un autre prisonnier est mort à ta place. »

Ainsi, le résultat du test génétique n'a pas une valeur individuelle mais collective. Le résultat d'une personne n'a de sens que par rapport à celui des autres membres de la famille, parents et fratrie. Mariannick Caniou signale que le résultat favorable conduit à une confrontation avec cette culpabilité : « Pourquoi elle, pourquoi pas moi ? Comme une ronde lancinante, ces questions surgissent du plus lointain de ma vie. Cette culpabilité m'a aussi façonnée puisque, très petite, j'ai ressenti ma propre vie comme ayant accéléré la déchéance de ma mère. Comment supporter cela ? Une seule issue : vivre comme elle jusqu'au bout, dans la dignité, cette épreuve au-delà des forces humaines. Ainsi, je serais digne de la lignée familiale et aurais payé ma part[2] ! »

Boris Cyrulnik[3] souligne la « fierté honteuse du survivant » : il a honte du bonheur qu'il éprouve à avoir survécu alors qu'il se sent coupable de la mort de ceux qu'il aime. Avec Alexandra Dürr, nous avons regroupé toutes ces manifestations apparaissant après un résultat favorable sous l'expression « guérir du risque[4] ». Pour celles et ceux qui découvrent qu'ils ne sont pas porteurs, alors qu'ils s'étaient construits avec la conviction de l'être, le bouleversement est profond. Ils doivent faire le deuil de leur situation antérieure d'êtres

1. Bettelheim B., *Le Cœur conscient*, Robert Laffont, 1972.

2. Caniou M., « Vous n'êtes pas porteur du gène de la chorée de Huntington ! », art. cit.

3. Cyrulnik B., *Un merveilleux malheur*, *op. cit.*

4. Gargiulo M., Dürr A., « Guérir du risque ? », *Médecine prédictive, quelle place pour l'homme ?*, *op. cit.*, p. 16-9.

à risque et du doute qui l'accompagne. La portée identitaire du résultat du test est ainsi incontestable car la personne peut se sentir dépossédée de l'un des aspects qui était devenu constitutif de son identité.

Pour Aurore, la joie du résultat n'est apparue que des années plus tard. Lorsqu'elle a pu rebâtir sa vie en fonction de cette nouvelle information. Elle s'est peu à peu rendu compte qu'elle était toujours la même personne, et que sa vie avait pris une épaisseur nouvelle grâce à cette épreuve. Après le résultat, elle a pu comprendre tout ce qu'elle avait reçu en héritage de sa mère et se sentir en profonde résonance avec elle, ce qui, avant le test, était impossible. Pour les non-porteurs du gène, il s'agit de réapprendre à vivre autrement : sans le risque, sans la menace de la maladie, avec du temps devant soi. Avec une image de soi nouvelle qu'il faut apprendre à habiter.

Certaines personnes sont très heureuses immédiatement et manifestent leur joie avec effusion. Le résultat représente une libération totale qui leur permettra d'envisager l'avenir avec espoir. D'autres ont besoin, malgré leur bon résultat, de rester « liées » à vie à la maladie : par la réalisation d'œuvres artistiques, l'écriture de témoignages, mais aussi en venant nous voir chaque année pour nous dire qu'elles vont bien. Comme si l'hôpital était la seule trace qui restait de ce qu'elles étaient dans le passé et que le bon résultat a effacé. D'autres participent au groupe de danse de l'hôpital[1] et partagent avec des personnes malades un dimanche par mois, en témoignage de leur engagement malgré leur « bonne étoile ».

Mariannick Caniou explique que les rapports avec la maladie peuvent parfois perdurer bien au-delà de

1. Organisé par Philippe Chehere et Julie Salgues. L'atelier de danse « Projet HD » est dédié aux personnes atteintes de la maladie de Huntington et à leurs apparentés.

l'annonce du résultat favorable du test génétique : « Mon rapport à la maladie, mon vécu quant au test ne s'inscrivent pas en moi comme une histoire passée. Ils demeurent actuels, pour aujourd'hui, ici et maintenant. Pas un jour ne passe sans que je ne sois saisie par l'extraordinaire bouleversement, l'extraordinaire renversement de ma vie en ce 10 septembre 1996, jour où j'entendis distinctement l'énoncé du résultat. Cette date marque véritablement un avant et un après. Pourtant, je n'ai pas encore fini de me battre avec la maladie. Je crois même que je me battrai avec elle jusqu'à la fin de mes jours. Elle est un peu comme le double de moi-même. J'ai encore du mal à reconnaître que cette histoire est mienne, plus de mal encore à l'assumer et à l'aimer. C'est une réalité difficilement aimable. Je suis née dedans. Elle me précède depuis plusieurs générations[1]. »

Ainsi, nous constatons que pour les non-porteurs du gène un travail de reconstruction reste à faire après le résultat. C'est d'autant plus vrai que la personne a vécu longtemps avec la conviction d'être porteuse du gène. Pour guérir du risque et accepter son nouveau statut, le temps est nécessaire, mais ce dépassement est toujours possible.

## JE VEUX SAVOIR...

Luc a quarante ans, il est angoissé, il a peur d'être porteur. Il se trouve bizarre depuis quelques mois et se dit que ce sont les premiers signes de la maladie. Il a deux enfants et sa femme en voudrait un troisième. Mais il y a six mois, lors d'un mariage dans la famille de Jean, ils sont rappelés brutalement à la réalité en

1. Caniou M., « Vous n'êtes pas porteur du gène de la chorée de Huntington ! », art. cit.

croisant un de ses cousins, atteint de la maladie de Huntington. Tout ce qu'ils ont essayé d'oublier pendant ces années de mariage s'est effondré comme un château de cartes... Lors des entretiens psychologiques, Luc explique qu'il savait, depuis longtemps déjà, qu'il était à risque pour la maladie de Huntington : « J'ai appris que j'étais à risque lorsque j'avais treize ans, mais j'ai décidé d'oublier et de continuer à vivre normalement. Je me suis marié et j'ai eu mes deux enfants. Nous les avons eus en connaissance de cause. Mais maintenant je vais m'y préparer s'il le faut ! Je vais assumer mes responsabilités et aider les miens tant que je le pourrai à se préparer à la maladie si je suis porteur du gène. »

Quand je lui demande pourquoi il veut faire le test maintenant, il répond : « Avant, j'ai essayé d'oublier, maintenant je n'y arrive plus. J'ai peur de faire le test, mais j'ai besoin de savoir. Il faut que je sorte de cet état d'angoisse et au plus vite ! »

Lorsque la personne vit si mal son risque, il lui devient impérieux de faire le test. Si celui-ci est défavorable, le doute cesse, mais la certitude d'être porteur de la maladie va constituer une nouvelle épreuve.

Sa femme est très préoccupée de le voir ainsi : « Depuis qu'il a vu son cousin germain au mariage, il a vu la maladie en lui ! Il a vu les mouvements anormaux, le comportement qui n'était plus le même... Il l'a vu chez son cousin et, depuis, c'est comme s'il avait découvert qu'il pouvait être malade aussi. Il est obsédé par le test, et par la maladie. "Quand, à quel âge serai-je malade ? À quels signes la reconnaîtrai-je ? Au premier oubli, à la première marche d'escalier ratée, au premier tremblement des mains ?" C'est comme s'il guettait les morsures d'une bête qui allait se réveiller bientôt. »

Des préoccupations somatiques sont parfois un moyen d'exprimer une angoisse présente, qui peut s'accompagner de phénomènes d'auto-observation envahissants. Luc décrit cet état ainsi : « J'ai l'impression que j'ai les mêmes mouvements anormaux que mon père. La nuit, j'ai l'impression que je bouge trop dans mon lit. Au travail, je suis distrait, mon collègue me l'a déjà fait remarquer. » Le conjoint peut lui aussi observer anxieusement son partenaire et évaluer sans cesse son comportement...

Certaines personnes à risque pour la maladie de Huntington disent vouloir faire le test pour pouvoir maîtriser leur destin. Quelques-unes affirment que si elles sont porteuses, elles prendront des dispositions pour disparaître dès les premiers signes de la maladie. Ce désir de maîtrise traduit le besoin d'échapper à ce qui est vécu comme une fatalité, un destin. L'individu a besoin de se retrouver acteur de sa vie en transformant la situation et en la renversant. Luc me dit lors d'un entretien : « J'ai besoin de changer le cours de l'histoire familiale. Je ne veux pas faire comme mon père qui n'a jamais voulu savoir s'il était malade ou pas. Il a refusé de parler de la maladie, il n'a pas voulu revenir à l'hôpital pour avoir un suivi... Moi, j'ai fait comme lui jusqu'à aujourd'hui, mais maintenant, je vais me prendre en main. Si je suis porteur, je ferai tout pour retarder l'apparition de la maladie. »

À ce stade, Luc a besoin d'affirmer sa différence par rapport à son père pour se rassurer, besoin de prouver que, même s'il partage la même maladie, il ne sera jamais « comme lui ». C'est sa façon de se défendre devant l'angoisse de mort qui l'envahit dès qu'il pense à son avenir.

Quelques mois plus tard, après un temps de réflexion suffisant, Luc fait la prise de sang. Il ne pouvait plus vivre dans l'incertitude et il avait besoin de se préparer, d'anticiper l'arrivée de la maladie. La généticienne lui annonce le résultat un mois après : il est porteur du gène.

Quinze jours plus tard, le couple évoque dans mon bureau la scène de l'annonce et la façon dont chacun l'a vécue. Ils n'ont pas pu se parler en sortant. « J'étais comme congelée, dit sa femme, je voulais seulement rentrer chez moi et dormir. » Luc se sent encore très sonné : « Même si je savais que je pouvais être porteur du gène, une partie de moi pensait que je pouvais ne pas l'être... »

## En attendant la maladie

Comment vivre après le résultat du test ? Une vie est-elle possible avec cette information ? La révélation de la maladie à venir est comme le tic-tac d'une bombe à retardement qui rappelle sa présence, même si elle n'a pas encore explosé. La personne se trouve dans une position paradoxale : elle détient une preuve de la maladie sans signe accessible au champ perceptif.

Pour Luc et sa femme, le désir d'un troisième enfant est écarté. Ils ne peuvent même plus y penser après le cataclysme qu'ils viennent de vivre ensemble. Ce qui les préoccupe à présent, c'est de savoir comment ils vont pouvoir vivre avec cette information. Sa femme avoue que, depuis le résultat, elle a du mal à regarder Luc comme avant : « J'ai l'impression que je le guette tout le temps ! » Comment faire pour vivre sans se laisser envahir par la pensée de cette maladie à venir ? Comment faire pour que les enfants ne se rendent pas compte que quelque chose de grave arrive ? « Ils sont encore trop jeunes pour leur parler de tout ça ! Il faut préserver leur insouciance ! » dit la femme de Luc.

Pour le Dr Alexandra Dürr[1], si, avant le test présymptomatique de la maladie de Huntington, la question est « être ou ne pas être ? », après le résultat, la

1. Dürr A., Gargiulo M., Feingold J., « Les tests présymptomatiques en neurogénétique », art. cit.

question serait plutôt « comment être ? ». Pour les porteurs, il s'agira de faire la distinction entre être porteurs et être malades, ce qui n'est pas aisé car il n'est pas toujours facile de faire abstraction du résultat du test et de continuer à vivre « comme avant ». Concernant Luc, le neurologue n'a pas trouvé de signes de la maladie de Huntington, mais une très grande anxiété qui pouvait expliquer tous les troubles qu'il ressentait.

Quand on est porteur du gène, la maladie devient une crainte avec laquelle il faut apprendre à cohabiter. L'incertitude qui régnait avant le test est déplacée, se transformant en une autre incertitude qui taraude : à quel moment la maladie va-t-elle apparaître ?

D'un point de vue psychique, la notion de test présymptomatique souligne à quel point quelque chose d'essentiel échappe à la personne. Elle se trouve dans la position de quelqu'un en bonne santé, mais qui se sait menacée par une maladie qui arrivera un jour. Quand ? Comment ? Cela, elle l'ignore. Luc sait qu'il est porteur et qu'il n'est pas encore malade. Mais dans ses pensées, les deux s'entremêlent, apportant anxiété et confusion.

Quelques mois plus tard, Luc se sent mieux. Il dit que son but est d'être conscient et lucide et de ne pas répéter l'histoire de son père qui n'a jamais pu accepter d'être malade. Luc compte parler bientôt avec ses enfants du résultat du test. Même s'ils sont jeunes, il considère qu'ils doivent être informés pour comprendre les changements de son comportement lorsqu'ils seront évidents : « Moi, je n'ai pas su que mon père était malade et j'ai beaucoup souffert de ses attitudes, de sa nervosité, de son impulsivité. » Il a décidé aussi de ne pas monter une entreprise de dessin, mais de rester dans son travail actuel. Celui-ci ne le satisfait pas complètement, mais lui donnera une sécurité pour affronter les moments difficiles quand la maladie apparaîtra. Enfin, il a décidé de parler avec son frère aîné.

Ce dernier va faire le test dans les prochains mois. « Si mon frère n'est pas porteur, je serai très heureux », dit Luc. Et il compte lui demander d'aider sa femme et ses enfants le moment venu.

Quand la maladie surviendra, il veut se retirer dans une institution, pour que ni sa femme ni ses enfants n'aient à endurer ce que sa mère vit aujourd'hui avec son père. Nous convenons que tous ces aspects méritent d'être revisités plus tard.

Difficile de vivre avec la certitude d'une maladie programmée, qui rappelle que le temps est compté. Comme le signale J. Porée, un test présymptomatique peut induire « une certitude désespérée d'une vie devenue elle-même une sorte de mort[1] ». Une étude internationale[2] montre cependant que la proportion d'événements catastrophiques (suicide, tentative de suicide) à la suite du test présymptomatique reste limitée, que le résultat soit favorable ou défavorable.

Une étude rétrospective sur le devenir des porteurs et non-porteurs du gène de la maladie de Huntington a été réalisée par l'équipe du Dr Alexandra Dürr à l'hôpital de la Salpêtrière. Sur une population de cent dix-neuf personnes ayant fait le test présymptomatique, les sujets porteurs sont plus souvent déprimés (58 %) que les non-porteurs (24 %). Ces derniers nécessitent également un suivi psychologique[3].

1. Porée J., « Prédire la mort, L'exemple de la maladie de Huntington », *Esprit*, 1998, 243, p. 17-26.

2. Almqvist E.W., Bloch M., Brinkman R., Craufurd D., Hayden M.R., « A worldwide assessment of the frequency of suicide, suicide attempts, or psychiatric hospitalization after predictive testing for Huntington disease », *Am. J. Hum. Genet.*, 1999 May, 64 (5), p. 1293-304.

3. Gargiulo M., Lejeune S., Tanguy M.L., Lahlou-Laforet K., Faudet A., Cohen D. *et al.*, « Long-term outcome of presymptomatic testing in Huntington disease », *Eur. J. Hum. Genet.*, 2009 Feb, 17 (2), p. 165-71.

La médecine prédictive pose la question de la tension entre conscience, liberté et destin. Elle a une double dimension : elle éclaire la personne sur son statut génétique, mais elle a également le pouvoir de sceller un destin et une trajectoire de vie.

Savoir peut être une manière de reprendre la maîtrise de sa vie. Cela permet par exemple de choisir d'avoir ou non des enfants ou d'avoir recours à un diagnostic prénatal (DPN). Toute atteinte génétique renvoie à la fois à la transmission biologique, au sens patrimonial, et à l'ensemble des représentations qu'un sujet peut avoir de son histoire familiale. Il est donc important de ne pas banaliser l'impact psychologique et humain d'un test génétique dans la vie d'une personne.

## Tests présymptomatiques chez les enfants : l'exemple des maladies cardiaques

Depuis de nombreuses années, le Dr Philippe Charon, cardiogénéticien à la Pitié-Salpêtrière, entouré d'une équipe pluridisciplinaire, répond à des demandes de test présymptomatique pour des maladies cardiogénétiques comme la cardiomyopathie hypertrophique[1] (CMH). Le vécu de cette pathologie dépend en grande partie du degré de gravité de la maladie dans la famille. Par exemple, lorsqu'une mort subite a eu lieu chez l'un des apparentés porteur du gène, et qu'il s'agissait d'un mineur, l'anxiété des familles peut devenir extrême.

1. La cardiomyopathie hypertrophique est une maladie du myocarde caractérisée par une hypertrophie asymétrique du ventricule gauche prédominant sur le septum inter-ventriculaire. La prévalence est évaluée à 1/500. Les symptômes sont variés et favorisés par l'effort. Souvent la maladie reste peu ou modérément invalidante. Parfois, elle évolue, notamment vers la complication redoutée de la maladie, le décès subit.

Compte tenu de l'apparition parfois précoce de la maladie, une demande de test génétique présymptomatique existe pour les enfants mineurs. La loi française stipule que le diagnostic génétique chez le mineur asymptomatique doit être réglementé par le décret n° 2000-570 du 23 juin 2000. Il précise que « les examens ne peuvent être prescrits que si le mineur ou sa famille peuvent personnellement bénéficier de mesures préventives ou curatives immédiates » (art. 145-15-5). C'est le cas de la cardiomyopathie hypertrophique puisque la maladie peut concerner des enfants mineurs et qu'une surveillance cardiaque peut leur être proposée.

Le Dr Philippe Charon a mis en place une consultation[1], dont la composition de l'équipe (généticien, conseillère en génétique, psychologue, pédopsychiatre) reflète bien les problèmes soulevés par la pratique de ces tests chez les enfants et adolescents. L'existence de plusieurs interlocuteurs permet une réflexion aussi bien chez l'enfant que chez les parents. La philosophie de cette consultation est de prendre en considération le vécu de l'enfant et de l'accompagner tout au long de sa démarche : avant, pendant et après la réalisation du test génétique. La nécessité d'associer les enfants à la réflexion sur le test s'inspire de la Convention sur les droits de l'homme et la biomédecine. Le Conseil de l'Europe stipule que « l'opinion du mineur doit être prise en considération comme un facteur déterminant proportionnellement à son âge et son degré de maturité[2] ».

1. Le Dr Delphine Héron et moi-même avons fait partie du premier staff de cette consultation. Aujourd'hui, l'équipe pluridisciplinaire est composée de Marie-Lise Babonneau (psychologue), Audrey Mallet (conseillère en génétique), Sabine Fosse (pédopsychiatre) et Nicole Duplant (psychologue).

2. Council of Europe, *Convention for the Protection of Human Rights and Dignity of the Human Being with regard to the application*

Pour l'enfant, cet accompagnement est destiné à mieux comprendre ses motivations et surtout à l'aider à assumer le résultat. Pour les parents, cette consultation est une aide précieuse. Au début, la plupart souhaitent faire le test génétique à l'insu de l'enfant, en pensant le protéger d'un savoir potentiellement nuisible. Mais ils se rendent compte, au fur et à mesure des entretiens, que l'enfant a besoin d'être impliqué dans la démarche pour pouvoir ensuite être acteur de sa prise en charge si le test s'avère défavorable.

L'expérience des tests génétiques chez les enfants concernés par certaines myopathies avec des atteintes cardiaques associées (Steinert, lamynopathie) montre qu'il ne faut pas négliger leur impact sur la vie de l'enfant et de sa famille. La connaissance du résultat peut créer une anticipation négative : les parents peuvent se sentir débordés d'anxiété lorsque l'enfant va jouer au foot ou court pour attraper un bus, alors qu'il ne présente pas encore de signes de la maladie. En effet, il est difficile de ne pas modifier le regard porté sur son enfant quand on connaît son statut génétique, tout en ignorant à quel âge il pourra déclarer la maladie. L'enfant doit pouvoir être associé à la réflexion en amont de la réalisation du test génétique pour décider avec lui non seulement de l'intérêt de le faire, mais également du meilleur moment pour le faire.

Lorsque le test est réalisé dans une fratrie, le résultat de chacun aura une signification pour l'autre. Le porteur peut se demander : « Pourquoi moi ? » Le non-porteur : « Pourquoi pas moi ? » Les réactions reflètent parfois de la rivalité et des conflits, mais également la position de chaque frère et sœur par rapport à l'autre. C'est le cas d'une jeune sœur qui, avant même d'avoir le résultat, formulait le souhait d'être porteuse à la

*of Biology and Medicine: Convention on Human Rights and Biomedecine*, CETS n° 164, Oviedo, 1997.

place de son frère aîné. Elle avait le sentiment qu'il était plus fragile qu'elle pour supporter un mauvais résultat et désirait ainsi le protéger.

Faut-il souligner que du résultat du test génétique dépendra la conduite à tenir concernant la surveillance cardiaque de l'enfant a posteriori ? Il pourra libérer les enfants non porteurs d'un suivi cardiologique et orienter le suivi des enfants porteurs du gène dans un souci de prévention, d'où l'intérêt médical de le réaliser.

Tout au long de la démarche du test génétique, l'accompagnement de l'enfant reste une priorité. Il s'agit de lui permettre de comprendre les enjeux du test et surtout de l'aider, en cas de résultat défavorable, à garder l'espoir et l'envie de vivre. Un jeune enfant de six ans qui avait fait le test génétique présymptomatique pour une lamynopathie nous a appris quelque chose de précieux. Lorsque le généticien lui a annoncé qu'il était porteur du gène responsable de la maladie dont son père était atteint, il s'est mis à pleurer. Je lui ai demandé s'il était triste de savoir qu'il était porteur du gène. Il m'a répondu : « Non, j'ai seulement peur que notre vie change, qu'on ne s'amuse plus comme avant. » Sa mère l'a pris dans ses bras et lui a dit : « Je te promets que tout sera comme avant. Même, en sortant, nous irons au McDo, comme prévu ! » Ces mots ont été magiques pour lui. Il s'est apaisé immédiatement. Ce que l'enfant craint le plus n'est pas la vérité, mais le risque de perdre ce qu'il a déjà conquis.

# 4

# La décision

## Le diagnostic prénatal

> « S'engager sur le chemin de la procréation implique pour un couple de s'aventurer dans la création d'un être nouveau dont ils attendent qu'il les recrée mais aussi qu'il les dépasse. »
>
> A. Driben

Nous aborderons ici le difficile problème posé par le diagnostic prénatal des maladies génétiques invalidantes sur le plan moteur et mental, dont certaines peuvent comporter une atteinte cardiaque associée. La plupart présentent une très grande variabilité d'expression : la gravité et l'âge d'apparition des signes de la maladie chez le futur enfant sont difficiles à prédire. Les futurs parents concernés par ces maladies génétiques se posent alors mille questions sur l'enfant qu'ils attendent déjà ou qu'ils désirent avoir : aura-t-il un léger retard dans les apprentissages ou un retard mental sévère ? Sera-t-il atteint d'une perte de force musculaire des membres supérieurs ou perdra-t-il la marche et sera-t-il en fauteuil roulant ? L'âge auquel la maladie va se déclarer est également difficile à prédire et le couple doit composer avec des incertitudes qui l'inquiètent : l'enfant sera-t-il malade dès la naissance, dans la petite enfance, à l'âge adulte ?

À toutes ces interrogations, le médecin ne pourra

pas donner la réponse précise dont les parents auraient besoin. L'état actuel des connaissances ne le permet pas. En conséquence, toutes ces incertitudes pèsent sur le choix difficile auquel les futurs parents sont confrontés. Ils doivent en effet faire face à un dilemme, qu'ils devront trancher avec toutes les conséquences que cela implique sur l'avenir de leur famille. C'est sans doute dans ces circonstances que l'information et l'accompagnement apportés par les soignants s'avèrent le plus déterminants.

## Le diagnostic prénatal

Le diagnostic prénatal ou DPN « a pour but de détecter in utero chez l'embryon ou le fœtus une affection d'une particulière gravité ». Les analyses sont réalisées à partir du placenta, du liquide amniotique ou du tissu fœtal. Le risque de fausse couche induit par le prélèvement fœtal est de l'ordre de 1 %. L'interruption médicale de grossesse (IMG) n'est autorisée qu'après la délivrance d'une attestation, par deux médecins membres du Centre pluridisciplinaire de diagnostic prénatal (CPDPN), après présentation et discussion du dossier en réunion pluridisciplinaire.

En cas de maladie génétique, le médecin généticien et l'obstétricien, entourés d'une équipe pluridisciplinaire, sont les plus aptes à accompagner le couple dans le « processus décisionnel ». Le Dr Héron, généticienne clinicienne, explique sa complexité en signalant que « toute la difficulté aujourd'hui consiste à donner au couple de parents les éléments permettant une décision libre : cette décision de vie ou de mort du fœtus est moralement très lourde, même si elle est fondée sur la recherche du moindre mal[1] ». Elle souligne que les

1. Héron D., « Le diagnostic prénatal en France aujourd'hui », séminaire de génétique, hôpital Pitié-Salpêtrière, mars 2007.

parents et les médecins doivent établir « un dialogue extrêmement délicat, nécessitant du respect et du temps, permettant un cheminement ».

En effet, pour prendre une décision, le couple a besoin d'être informé sur la possibilité technique de réaliser un DPN : si le gène de la maladie n'a pas été identifié dans la famille, il est en effet impossible de réaliser ce diagnostic. L'information donnée par le généticien porte également sur le mode et le risque de transmission du gène et enfin sur l'expression et le pronostic de la maladie, qui ne sont pas toujours possibles à déterminer.

### *Grave ? Pour qui ?*

Dans les maladies à révélation tardive et à expression variable, le problème le plus épineux qui est posé lors d'une demande d'interruption médicale de grossesse réside dans l'interprétation de la loi. Celle-ci stipule qu'une IMG ne peut être autorisée que « s'il existe une forte probabilité que l'enfant à naître soit atteint d'une affection d'une particulière gravité reconnue comme incurable au moment du diagnostic ». Qu'est-ce qu'une « affection d'une particulière gravité » ? Cette formulation est volontairement ouverte pour permettre aux parents et aux médecins de se déterminer au cas par cas. Mais ces notions sont extrêmement complexes et suscitent des débats au sein des équipes, au sein du couple, et entre les équipes et les couples qui ne partagent pas toujours les mêmes points de vue, les uns estimant qu'une telle maladie justifie une IMG, les autres non. Le législateur devra-t-il trancher en désignant les maladies concernées ? Le débat actuel sur la révision des lois de bioéthique qui se tiendra en 2010 se focalise sur ces questions fondamentales, car l'idée d'une liste de maladies « autorisées » à l'IMG soulève bien des inquiétudes : le risque de dérive eugénique fait peur.

Mon expérience auprès des personnes atteintes de maladies neuromusculaires avec un handicap très variable démontre que le vécu d'une maladie n'est pas toujours corrélé directement ni à sa gravité ni au degré du handicap. Par exemple, une personne très dépendante avec un handicap très important peut considérer qu'elle a une bonne qualité de vie et trouvera surprenant qu'un diagnostic prénatal et une interruption soient proposés pour sa pathologie. En revanche, des patients atteints d'une maladie avec un handicap léger pourront considérer que leur qualité de vie est appauvrie et qu'il n'est pas acceptable pour eux de transmettre à leur enfant cette maladie qui les fait tant souffrir. C'est pour cette raison que l'établissement d'une liste de maladies jugées suffisamment graves et incurables pour réaliser un diagnostic prénatal ou un diagnostic préimplantatoire serait inapproprié. En outre, cette démarche risque d'induire une stigmatisation des malades dont la pathologie serait ainsi désignée. Ils pourraient, à juste titre, considérer qu'en quelque sorte la société ne leur reconnaît pas le droit d'exister. La prise en considération, de la part des équipes médicales, de l'histoire familiale et de la perception subjective de la maladie par la personne concernée et son conjoint est ici essentielle. C'est seulement lorsque le couple se sent entendu dans sa souffrance que la réflexion sur le diagnostic prénatal peut commencer.

## *Au détour d'une échographie de routine…*

Si la femme est déjà enceinte lors de la consultation du diagnostic prénatal, le temps est concentré, vécu dans un sentiment d'urgence qui fait obstacle à la réflexion. La situation est bien différente lorsque les couples connaissent le risque encouru pour le futur enfant et consultent avant la procréation. Selon V. Bitouzé, il semblerait que « les parents confrontés à la découverte fortuite d'une anomalie lors d'une échographie systématique s'effondrent davantage que les parents confrontés à un risque génétique[1] ». Selon l'auteur, ces derniers développent des mécanismes de défense en « se prémunissant contre l'éventualité de telles annonces et s'efforcent de ne pas tisser des liens avec l'enfant attendu tant qu'ils ne sont pas assurés de son intégrité ».

Le choc est absolu lorsque la grossesse se déroulait normalement et qu'au cours d'une échographie de routine une phrase va faire basculer la vie des futurs parents : « Trop de liquide au niveau du placenta »... Et ces mots, qui les foudroient : « Suspicion de maladie de Steinert », prononcés pour la première fois. Lors de la consultation de génétique, la femme, qui croyait être en parfaite santé et n'avait jamais imaginé pouvoir être concernée par une maladie génétique, va découvrir non seulement que son fœtus est gravement atteint, mais aussi qu'elle est porteuse de la maladie, et donc que son père et sa mère le sont peut-être également. Dans ce contexte, les traumatismes se multiplient à la mesure des informations reçues.

Parfois, c'est un membre de la famille qui dévoile le secret si bien caché à l'un des futurs parents, comme on lâche une bombe au détour de la conversation : « On n'a jamais osé te le dire, mais ton père avait une maladie génétique... » Dans certaines familles, les aînés n'informent les jeunes générations que lorsqu'elles attendent un bébé, ce qui, loin de les aider, les déstabilise complètement.

C'est dans ce contexte d'urgence et de confusion

1. Bitouzé V., « Mort périnatale et processus de deuil », *in* Bydlowski M., *Psychopathologie périnatale,* 1re journée d'étude, Paris 7 - Denis-Diderot, 1997, PUF, 1998.

que la consultation génétique se tient. C'est dire combien les couples ont besoin d'être informés, mais aussi d'être entendus dans ce qu'ils vivent, ressentent et pensent.

## *L'annonce du risque : un risque de malentendu*

Lors de la consultation, le généticien construit avec le couple l'arbre généalogique de la famille. Puis il estime le risque encouru par les consultants d'avoir un enfant porteur d'un gène responsable de la maladie, gène transmis par l'un ou les deux membres du couple. Mais « la compréhension objective du concept abstrait qu'est le risque encouru est souvent difficile pour le consultant[1] » : généralement, le risque vécu par le couple n'est pas celui qui est énoncé par le médecin. Lorsqu'il entend le médecin évoquer un risque de 50 % ou de 25 % à chaque grossesse, le consultant superpose une représentation subjective de ce risque chiffré. Comme avec un verre à moitié vide pour certains, à moitié plein pour d'autres, chaque individu va réagir à la statistique abstraite avec sa singularité. Tous les généticiens sont aujourd'hui conscients de ce décalage entre le risque objectif et le risque subjectif perçu. J. Frezal et M.-L. Briard l'expliquent ainsi : « Nous prenons tous les jours des risques sans les expliciter, ni même en avoir conscience ! Chacun vit le risque selon son degré d'optimisme : un couple sera effaré par la prise de risque de un sur quatre, et un autre n'y verra qu'une probabilité de trois sur quatre d'avoir un enfant normal[2]. »

Le risque est à considérer à chaque grossesse et non sur l'ensemble de la descendance, ce qui n'est pas

1. Briard M.L., « Conseil génétique », *Encyclopédie médico-chirurgicale, Gynécologie/Obstétrique*, 2007, 5-019-A-10.

2. Frezal J., Briard M.-L., « Malformations congénitales et conseil génétique », *Projet*, 1983, 195, p. 61-5.

toujours facile à comprendre pour les parents, qui peuvent penser que seulement la moitié (50 %) de leur descendance sera concernée en cas de maladie dominante ou qu'un enfant sur quatre (25 %) sera malade en cas de maladie récessive. Le malentendu peut s'accentuer lorsque le médecin dit aux parents que le risque est de « un sur deux », ou de « un sur quatre », ce qui participe à la confusion. Chaque personne va assimiler à son rythme l'information objective que le généticien lui livre. Cette singularité ne dépend ni du niveau d'étude ni des capacités intellectuelles de l'individu. Ce qui prévaut, c'est le risque subjectif, le risque tel qu'il est vécu.

Le risque subjectif est une croyance irrationnelle du risque encouru fondée sur une narration, c'est-à-dire un récit personnel, qui a pour fonction d'inscrire ce risque dans l'histoire familiale[1]. Une femme concernée par une maladie dominante (l'enfant, garçon ou fille, a 50 % de risque d'être porteur) avait ainsi la totale certitude que son bébé serait malade car les fils aînés de ses trois sœurs étaient nés porteurs de la maladie. Dans cette famille, on disait que la maladie ne pouvait toucher que les hommes et systématiquement les aînés. Cette croyance irrationnelle était fondée sur l'observation de ce qui était arrivé par hasard, mais qui s'était transformée en théorie familiale sur la transmission génétique. Le généticien a eu beau lui expliquer que l'enfant ne courait que 50 % de risque d'être malade, rien n'a pu ébranler sa conviction : « Dans notre famille, c'est ainsi qu'on devient mère ! »

De cette tension entre le discours médical et le vécu de chaque personne peut naître une confusion entre ce qui a été formulé par le généticien et ce qui a été compris par la personne qui consulte, mais aussi entre ce qu'elle tente de transmettre au médecin et ce

1. Gargiulo M., Dürr A., « Guérir du risque ? », art. cit.

que ce dernier comprend réellement. C'est pourquoi le généticien consacre du temps à ces échanges et revoit les personnes en consultation pour s'assurer qu'elles ont bien intégré les informations.

*Il est urgent de prendre du temps !*

La consultation de génétique est en général longue et demande au généticien une très grande souplesse : il lui faut informer, expliquer et aussi écouter les couples pour comprendre ce qu'ils savent, ce qu'ils craignent, ce qu'ils souhaitent. Les conseillers en génétique sont venus les rejoindre pour les aider, en particulier dans les consultations de diagnostic prénatal. Selon J.-F. Mattei, leur présence est importante, particulièrement « dans le cadre du diagnostic prénatal où les demandes se font de plus en plus nombreuses, où les techniques évoluent, où les enjeux, comme les décisions, doivent être patiemment expliqués [1] ».

Le dialogue est essentiel et la personnalité du généticien constitue un facteur non négligeable dans la décision du couple. En général, ce sont de très bons pédagogues qui doivent faire comprendre des choses complexes et abstraites. Ils utilisent souvent des graphiques, des dessins et même des images pour faire passer un message clair et accessible. Ce qui se joue souvent dans cette consultation est d'une très grande importance. Les médecins sont bien conscients que l'avenir d'un enfant à venir est en jeu et qu'en génétique, l'acte médical est avant tout une parole échangée, partagée et engagée.

Dans la plupart des consultations de génétique et d'obstétrique, des psychologues sont associés à la

1. Mattei J.-F., « Indispensables conseillers en génétique », éditorial du Pr J.-F. Mattei, newsletter de l'Association française du conseiller en génétique, 2005, 1, http://asso.orpha.net/AFCG/cgi-bin.

consultation de diagnostic prénatal. Le cheminement des futurs parents ne peut se faire que dans le cadre d'équipes pluridisciplinaires, avec différents interlocuteurs : garantie d'un regard croisé et complémentaire, indispensable à la construction de la décision.

L'entretien psychologique peut être redouté par les couples, mais l'expérience démontre que leur réaction dépend directement de la manière dont le médecin leur explique l'intérêt de cet entretien psychologique. S'il est lui-même convaincu du bénéfice qu'ils peuvent en retirer, il saura leur en montrer l'intérêt. Dans certaines unités de génétique, le psychologue peut être présent dès le premier entretien, en binôme avec le généticien.

L'entretien psychologique est un espace permettant de revisiter ce qui a été dit et entendu par le couple lors de la consultation génétique, pour mettre de l'ordre dans les pensées qui se bousculent, contradictoires, angoissantes. Le couple peut retracer son parcours, inscrire ce qui lui arrive dans son histoire, individuellement et en tant que couple, et enfin tenter d'anticiper les conséquences de son choix, quel qu'il soit.

Certains, pour se dégager d'une angoisse difficile à contenir, vont trancher dans l'urgence. Une telle décision, loin d'être le fruit d'une réflexion, est le résultat d'une nécessité impérieuse de mettre fin à une souffrance. Ce type de réaction dite « de dégagement », comme une fuite en avant, se distingue de la décision réfléchie qui, elle, se construit au terme d'un cheminement de pensée. Elle puise dans l'histoire de chaque membre du couple, dans ses valeurs, ses convictions intimes. Il arrive que le couple, au terme de ce temps de réflexion, passe d'un souhait immédiat d'interrompre la grossesse à un possible investissement de l'enfant à naître.

Les conjoints sont ainsi invités par les circonstances qu'ils traversent à se transformer en penseurs de l'existence. Cette épreuve, bien que douloureuse, pourra donner à leur vie une épaisseur insoupçonnée. Le couple doit prendre une décision essentielle, sur laquelle il ne pourra pas revenir. En conséquence, les échanges vont souvent aborder des sujets fondamentaux qui touchent à la condition humaine, à ce qui constitue la valeur de la vie : à quelles conditions elle vaut d'être vécue, aux droits d'un parent de décider de la vie d'un enfant, de choisir pour lui et de déterminer pour soi ce qui est acceptable et ce qui ne l'est pas.

L'intervention du psychologue clinicien permet la mise en œuvre de ce travail psychique et d'un ajournement destiné à lutter contre l'urgence de la décision. Comme le dit Anne Aubert, « dans des circonstances si particulières, il est urgent de prendre du temps ! ».

## L'ENFANT À VENIR DANS L'ESPRIT DES PARENTS

Dès l'annonce de la grossesse, généralement un processus psychique se déclenche chez les parents pour donner une place à l'arrivée d'un enfant, de leur enfant. L'enfant existe en tant qu'idée, en tant que production fantasmatique. Ce n'est pas en termes de fœtus que les parents pensent à lui, mais en termes d'enfant, car le processus d'attachement commence in utero. L'enfant, par sa présence dans le ventre de la mère et dans la tête de chacun des parents, prend une grande place dans leur vie psychique.

Le DPN se réalise vers la douzième semaine d'aménorrhée. À cette période, la femme ressent déjà dans son corps toutes les transformations de la grossesse : le ventre qui grossit, les seins tendus, les éventuels vomissements. Les futurs parents pensent à leur enfant comme s'il était déjà là : « Je ne veux pas qu'il souffre », « Je ne me pardonnerais pas de savoir qu'il est malade alors que j'aurais pu l'éviter ». C'est avec cette parentalité que les couples doivent composer pour prendre une décision.

L'enfant a un statut privilégié dans leur esprit. Il est celui qui, par sa naissance, transformera l'homme et la femme en parents, et les fera passer ainsi du statut d'« enfants de » à celui de « parents de ». Sa naissance ouvrira également leurs parents au statut de grands-parents. Il permet ainsi à chaque individu de transmettre ce qu'il a reçu de ses propres parents, de rembourser d'une manière métaphorique la « dette de vie » que toute personne peut ressentir envers ceux qui lui ont donné la vie.

B. Golse[1] distingue quatre groupes de représentation de l'enfant dans la tête des parents ou des futurs parents. Ces représentations sont très prégnantes lorsque le couple doit prendre la décision d'une interruption de grossesse si l'enfant est porteur du gène. Ces quatre dimensions s'entremêlent et interfèrent, donnant lieu à des réactions diverses, qui dépendent de l'histoire de chaque parent et de l'enfant qu'il a été dans la tête de ses propres parents.

L'*enfant fantasmatique* ou *imaginaire* trouve ses origines dans l'histoire infantile œdipienne de chacun des parents. La petite fille, par exemple, veut être mère comme sa mère parce qu'elle est « amoureuse » de son père et désire avoir des enfants de lui, comme elle. Mais nous n'avons pas accès à ces fantasmes, qui sont inconscients. L'*enfant imaginé* est celui qui se construit dans les rêveries du couple autour du futur enfant. L'*enfant narcissique* est celui qui fonctionne comme le lieu de réalisation de rêves, d'espoirs, et qui a, selon B. Golse, « la lourde tâche de réussir là où

1. Golse B., « Différentes attitudes face au handicap : les professionnels, la famille, la société », *in* Denormandie P., Hirsch E.C., *L'Annonce anténatale et postnatale du handicap : un engagement partagé*, Doin-Lamarre-AP-HP, 2001.

nous avons échoué, de prolonger nos tentatives et de panser nos rancœurs ou nos éventuelles déceptions ». Enfin, l'*enfant mythique* ou *culturel* est le produit des représentations d'une société à une époque donnée, déterminant le rôle et la place de l'enfant.

Pour B. Golse, ces quatre dimensions sont altérées dans l'esprit des parents confrontés à l'anomalie génétique de leur enfant, d'autant plus qu'il constitue un objet narcissique fortement investi. Selon M.-J. Soubieux[1], la décision des parents peut être déterminée par le décalage qui peut exister entre l'enfant imaginaire et l'enfant réel.

Ces éléments nous amènent à penser que ce qui fonde le choix des couples est le résultat d'une équation qui ne tient pas seulement compte des données médicales objectives, mais également des représentations conscientes et des investissements inconscients. Intervient également la reconnaissance de leurs propres capacités, mais aussi de leurs limites à accueillir un enfant qui développera une maladie génétique.

## CHOISIR, C'EST TRANCHER

Pour éclairer les couples qu'il accueillait à l'Institut de puériculture de Paris dans son service de médecine fœtale, le Dr F. Daffos[2] utilisait la métaphore du nœud gordien, qui permet de comprendre le dilemme des

1. Soubieux M.-J., « Diagnostic prénatal et filiation : quel futur pour l'enfant imparfait ? », *in* Robineau C., *Filiations à l'épreuve*, Érès, 2002.

2. Le Dr Fernand Daffos est un pionnier de la médecine fœtale et il a donné dès le début une place importante aux psychiatres dans son service, en choisissant de faire appel à des pédopsychiatres, comme Marie-José Soubieux, Michel Soulé et François Sirol. Voir Daffos F., *La Vie avant la vie*, Hachette littérature, 1995, et *Femmes au bord de la crise de nerfs*, Calmann-Lévy, 2002.

parents confrontés à un problème inextricable dont la résolution implique une action brutale : Alexandre le Grand, ne parvenant pas à démêler le nœud du char de Gordias, décide de le trancher pour devenir le maître de l'Asie. Ainsi l'être humain, obligé de trancher dans le vif pour résoudre un dilemme, doit-il se séparer d'une partie de ses racines, de ce qui constitue son histoire et ses projets de vie. Si les parents décident de garder l'enfant porteur d'une maladie génétique, ils doivent renoncer à l'enfant idéalisé dont ils rêvaient. S'ils décident d'interrompre la grossesse, ils prennent le risque de perdre l'innocence et de développer un douloureux sentiment de culpabilité. Une façon pour F. Daffos de faire comprendre que trancher un dilemme implique une perte, quel que soit le choix.

En effet, le diagnostic prénatal suivi d'une interruption médicale de grossesse suppose une pensée, un acte, des conséquences. Pour Alain Berthoz, « la décision n'est pas seulement raison, elle est aussi action. Ce n'est jamais un processus purement intellectuel, un jeu logique que l'on peut mettre en équation[1] ». Pour lui, une décision implique une réflexion, bien sûr, mais elle porte déjà en elle, tout en intégrant les éléments du passé, « l'acte sur lequel elle débouche ». C'est dire l'importance du passé, mais aussi de l'anticipation de l'avenir dans la prise de décision.

Au moment de prendre une décision, la place tenue par les grands-parents est notable. Ils pèsent non seulement par les propos qu'ils vont tenir, mais aussi par ce que le couple imagine de ce qu'ils pourraient penser ou dire de leur situation. Le passé de chacun fera irruption avec son cortège de traumatismes anciens, de ruptures passées et d'ancêtres qui viendront le revisiter et pourront hanter ou, au contraire, aider les couples dans leur prise de décision.

1. Berthoz A., *La Décision*, Odile Jacob, 2003.

Marine est enceinte de sept mois et demi. Son fils aîné est atteint d'une maladie lysosomale grave et elle vient d'apprendre que le deuxième enfant qu'elle porte risque d'avoir la même maladie. Apprendre cela à ce stade de la grossesse est d'une cruauté impensable pour Marine et son mari. Lorsqu'ils attendaient le résultat du diagnostic prénatal, Marine expliquait que sa mère était décédée au moment où elle apprenait qu'elle était enceinte de son deuxième enfant. En serrant fort son ventre, Marine a murmuré : « Ma mère m'aurait dit : "Quoi qu'il arrive, ma fille, cet enfant est en toi ! Tu dois aller jusqu'au bout" ! » Ce sont ces mots, jamais exprimés mais seulement imaginés, qui vont déterminer son choix : elle décidera de garder l'enfant, même s'il est porteur de la maladie.

En somme, la décision sera celle que le couple a pu construire, celle qui va leur ressembler le plus. Celle avec laquelle ils se sentiront le moins torturés, le plus sereins. « Le plus et le moins », car rien ne paraît clair et définitif au moment de prendre la décision. Le bien et le mal ne sont pas aussi distincts qu'on pourrait le croire.

## Des situations problématiques

Le risque d'avoir un enfant atteint d'une maladie génétique peut mettre le couple en difficulté. Il est clair qu'il lui faut être profondément uni pour faire face à cette tempête. La solidité du couple ne repose pas tant sur le temps passé ensemble que sur les fondements de la relation, sur la structure de chacun des membres, sur sa personnalité, son histoire. Voici quelques situations problématiques auxquelles les couples doivent faire face quand ils demandent un diagnostic prénatal.

## *Après un premier enfant malade*

Les termes du choix sont modifiés quand le couple a déjà eu un enfant porteur de la maladie. Les parents peuvent avoir le sentiment que leur désir de faire un diagnostic prénatal pour la grossesse actuelle implique des vœux mortifères à l'égard du premier enfant. Comme si le fait de vouloir un DPN sous-entendait pour leur enfant malade : « Si nous avions su que tu serais malade, nous ne t'aurions pas gardé. » Pour les parents, profondément attachés à leur enfant, ces pensées sont extrêmement complexes – si complexes qu'elles pourront les conduire à lui demander son avis, son autorisation en quelque sorte, pour avoir un autre enfant « sans maladie ». Le désir de ne pas blesser l'enfant conduit même certains parents à renoncer à toute autre grossesse.

On peut s'interroger sur ce que l'enfant peut ressentir lorsqu'il est mis à cette place... Faire peser sur lui le poids de la décision est évidemment source de trouble. On peut retenir l'idée que ce n'est pas le rôle d'un enfant de décider du projet procréatif des parents. Cette question doit être débattue au sein du couple.

La situation est différente quand la maladie est très sévère et met en péril la vie de l'enfant ou le condamne à un handicap extrêmement lourd. Prenons l'exemple de l'amyotrophie spinale de type 1 et 1 *bis*, lorsque les parents ont perdu un premier enfant, décédé dans les quelques mois qui ont suivi sa naissance. On peut imaginer combien l'accès au diagnostic prénatal représente pour eux l'espoir de protéger leur enfant et de ne pas revivre cette terrible épreuve.

Le choix des parents peut varier avec les circonstances de la vie. Ainsi, des couples qui ont décidé de ne jamais demander de diagnostic prénatal peuvent être confrontés à des événements qui vont changer leur position. Cette situation est illustrée par un cas rapporté par le Dr Philippe Charon, cardio-généticien[1]. Un couple dont la femme était porteuse du gène de la cardiomyopathie hypertrophique avait eu un premier enfant sans avoir recours au DPN. Le couple savait que leur enfant courait 50 % de risque d'être porteur du gène, mais considérait que la maladie était compatible avec une vie normale. Ils étaient parfaitement au clair sur ce point.

Leurs convictions vont être mises à mal... En effet, lorsque la future mère apprend qu'elle est enceinte pour la deuxième fois, l'état de sa propre mère, atteinte de cardiomyopathie, s'aggrave. Elle est greffée du cœur et décède des suites de l'intervention chirurgicale. Quelques jours plus tard, le couple apprend que leur fille, alors âgée de trois ans, présente des signes de cardiomyopathie. Or ils pensaient que la maladie ne se déclarerait que beaucoup plus tard, car si la future mère était elle aussi porteuse du gène, elle ne présentait toujours aucun signe de la maladie.

Ces événements récents vont conduire le couple bouleversé à demander un DPN, ce qui ne leur avait pas traversé l'esprit pour le premier enfant. Ils expliquent qu'ils ne se sentent plus les mêmes devant la décision. Leur souhait profond est aujourd'hui de ne pas donner la vie à un enfant qui présente un si grand risque de pathologie cardiaque grave.

### *Quand un parent est atteint*

Les maladies dominantes à expression variable comme la maladie de Steinert, la myopathie facio-

1. Charron P., Héron D., Gargiulo M., Feingold J., Oury J.F., Richard P. *et al.*, « Prenatal molecular diagnosis in hypertrophic cardiomyopathy : report of the first case », *Prenat. Diagn.*, 2004 Sep., 24 (9), p. 701-3.

scapulo-humérale, la cardiomyopathie hypertrophique, la maladie de Charcot-Marie-Tooth..., qui peuvent se transmettre du parent à l'enfant, posent un problème particulier au conjoint non atteint. Sa perception du risque va dépendre en grande partie de son expérience de la maladie : quel est le degré de gravité de la maladie de son conjoint ? A-t-il connu d'autres membres malades dans la famille ? Lorsque le conjoint est très peu atteint, il est difficile pour le partenaire de se représenter ce que peut être l'expression de la maladie chez un enfant. Dans la maladie de Steinert, par exemple, il arrive que la femme soit très peu atteinte et que son mari ait du mal à se représenter une forme plus grave et handicapante de la maladie qui pourrait toucher son enfant. Or, dans cette pathologie, les femmes peuvent transmettre une forme congénitale grave avec un retard mental. Comment imaginer que l'enfant pourrait avoir un retard mental, alors que la femme porteuse n'a qu'une simple myotonie des mains et se porte très bien ? Pour certains conjoints, le risque peut être une notion difficile à saisir, d'où l'importance de la consultation génétique d'information, suivie d'un entretien psychologique.

Parfois, une contradiction se fait jour entre ce qui est bien pour soi et ce qui est bien pour autrui, notamment lorsqu'un couple doit prendre la décision de faire un DPN. Un homme à risque pour la maladie de Huntington vient en consultation avec sa femme. Il ne souhaite pas connaître son statut génétique car il ne supporterait pas de se savoir porteur, mais sa femme insiste : elle a peur que leur futur enfant puisse hériter du gène. Son beau-père est à un stade très avancé de la maladie et, pour elle, transmettre ce gène à un enfant, courir le risque qu'un jour il soit atteint, est un acte irresponsable qu'elle ne peut accepter : « Nous avons le moyen de savoir si mon mari est porteur et sera atteint, nous devons le faire, nous n'avons pas le droit de continuer à transmettre cette maladie, il faut que cette chaîne s'arrête ! » Les innombrables heures passées à discuter du problème entre eux vont amener le mari à faire un test génétique présymptomatique pour connaître son statut et protéger sa descendance.

L'homme, qui a consenti à la demande de sa femme, est profondément bouleversé d'apprendre qu'il est porteur du gène. Il n'est plus question pour lui d'avoir un enfant. Il explique qu'il ne suffit pas de faire un DPN pour savoir si l'enfant est porteur ou pas. Pour lui, le danger consiste à imposer à un enfant un papa malade, qui perdra ses facultés, deviendra dépendant et sera peut-être agressif, comme son père l'a été avec lui : « Je ne supporterai pas l'idée d'infliger ça à un enfant. Le risque, ce n'est pas que l'enfant soit porteur... Le risque, c'est que l'enfant ait un père malade ! »

Dans le cas des maladies dominantes à révélation tardive comme la maladie de Huntington, certaines personnes souhaitent faire un test pour connaître le statut génétique du fœtus sans connaître le leur, ce qui est techniquement possible par le diagnostic préimplantatoire d'exclusion (DPI). Cette technique permet de procréer sans prendre le risque de transmettre la maladie à sa descendance, mais sans connaître son propre statut génétique. Le DPI d'exclusion permet de déterminer si l'embryon a hérité ou non de l'un des chromosomes du grand-parent atteint. Si ce chromosome est présent, le risque est le même que celui de son parent (50 %). Seuls les embryons n'ayant pas hérité d'un chromosome du grand-parent atteint sont transférés. À aucun moment de la procédure, la recherche de la mutation responsable de la maladie ne sera faite chez le parent. Ainsi, le statut du parent à risque ne sera connu de personne. Outre le fait que le taux de réussite du DPI est seulement de l'ordre de 20 % en cas de transfert d'embryon, cette technique d'exclusion pose des problèmes éthiques insurmontables.

## Un diagnostic prénatal pour un diagnostic du couple

Dans certains cas, le couple sollicite une consultation de conseil génétique pour évoquer l'éventuel recours au DPN. Il l'ignore, mais ces consultations peuvent se révéler déterminantes pour la suite de son histoire.

Gérard et sa compagne désiraient avoir un enfant. Ils sont venus me voir après avoir rencontré la généticienne qui les a informés du risque de 50 % qui pèse sur leur descendance. Gérard est atteint de la même maladie que son père : une myopathie facio-scapulo humérale. Sa compagne, âgée de vingt-huit ans, était déterminée à avoir un enfant sans tarder : « Je veux un enfant maintenant, car à mon âge toutes les femmes ont des enfants ! » Lorsque nous évoquons le problème de la transmission, elle signale qu'elle ne supporte pas l'idée d'avoir un enfant qui aurait le même handicap que son compagnon : « Je suis prête à vivre avec le handicap de Gérard, mais je ne supporterai pas de devoir assumer deux personnes handicapées ! » Face à ces propos, Gérard est visiblement bouleversé : « Je ne savais pas que tu "supportais" mon handicap, j'avais l'impression que tu l'acceptais, ce n'est pas pareil ! »

Le fait que l'un des parents risque de transmettre sa maladie à l'enfant à venir bouleverse le cours naturel de la vie et peut mettre en péril la solidarité du couple, en contrariant le projet de procréation et le désir d'enfant. L'épreuve peut aussi jouer un rôle de catalyseur et révéler des difficultés dont le couple souffrait bien avant. Cette situation angoissante réveille parfois de l'amertume, fait émerger des non-dits, des accusations mutuelles et un sentiment de solitude.

Nous n'avons pas vu Gérard pendant trois ans. Un jour, il est revenu à la consultation avec une autre femme pour parler de leur projet d'enfant. Gérard n'a pas fait allusion au précédent entretien avec une première partenaire. Alors qu'il parle du DPN, Aurélie, sa nouvelle compagne, exprime son désir de ne pas y avoir recours : « Pour moi, la maladie de Gérard ne justifie pas une interruption de grossesse ! Sa vie a de la valeur : la vie de notre enfant, même avec la maladie, en aura autant ! »

Gérard me demande si un enfant pourrait lui en vouloir plus tard de lui avoir transmis sa maladie en toute connaissance de cause. C'est l'une des questions le plus souvent posées par les couples qui souhaitent avoir un enfant sans recours au DPN. « Et vous, qu'en pensez-vous ? » Gérard répond qu'il a peur d'affronter la haine d'un enfant qui pourrait lui dire : « Tu m'as transmis la maladie alors que tu savais que je pouvais être malade ! » Il se souvient des regards moqueurs qu'il a dû supporter adolescent, de ses camarades qui riaient de ses omoplates décollées et de sa difficulté à attraper un simple ballon. Je lui demande quels sont ses sentiments à l'égard de son propre père, atteint de la même maladie. Il me répond qu'il n'en veut pas à son père de lui avoir transmis le gène. Mais il ajoute : « Ce n'est pas pareil pour moi, car mes parents ne savaient pas qu'ils risquaient de me donner la maladie ! À cette époque, mon père n'avait que quelques petits signes de myopathie et son médecin pensait qu'ils étaient plutôt la conséquence d'un accident de travail. Aurélie et moi, c'est différent. Nous, nous savons. »

## L'ENFANT DÉSIRÉ, UN FUTUR PERSÉCUTEUR ?

L'idée que leur enfant pourrait leur en vouloir est très souvent avancée par les parents comme raison d'interrompre la grossesse ou de ne pas avoir d'enfant lorsque le DPN n'est pas réalisable. Cela fait écho au sentiment de culpabilité qui peut les habiter quand ils souhaitent garder l'enfant malgré tout, car ils craignent de prendre une décision égoïste.

En fait, leur enfant sera comme les autres : il traversera des crises et s'opposera à leur autorité le moment venu. Les parents devront accepter de l'accompagner dans ces étapes et faire face, éventuellement, à ses questions sur la maladie qui se développera un jour, ou qui se sera déjà manifestée.

L'expérience clinique montre qu'a posteriori la question génétique est très rarement le motif manifeste de disputes entre parents et enfants. Probablement parce que les enfants préfèrent ne pas l'évoquer, s'efforçant de cacher leurs difficultés, car ils se sentent eux aussi coupables d'être à l'origine d'une souffrance chez leurs parents.

Bien entendu, dans les moments difficiles que tout enfant ou adolescent traverse, il pourra ressentir un sentiment d'injustice face à la maladie, une révolte qui se traduit parfois par la question : « Pourquoi m'as-tu mis au monde pour me faire vivre ça ? » En tout cas, c'est ainsi que les parents peuvent le ressentir.

Aurélie dit à Gérard que si l'enfant leur reproche de lui avoir transmis la maladie, ils pourront lui dire : « Nous t'avons tellement désiré que pour rien au monde nous aurions pu choisir de ne pas t'avoir comme enfant ! » Gérard écoute et se laisse porter par la confiance qu'Aurélie lui transmet.

L'amour d'un parent pour son enfant n'est pas de même nature que celui de l'enfant pour lui. Si le parent doit protéger l'enfant, ce n'est pas le rôle de l'enfant de protéger son parent. Et si l'enfant est en colère contre ses parents, cette colère fait partie d'un nécessaire processus de différenciation et d'autonomisation. Les parents sont là non pour être consolés et confortés dans leurs décisions par leur enfant, mais pour l'accompagner, lui, dans un rôle de protection lors des moments difficiles qu'il traversera pendant sa croissance.

Ces interrogations sont d'autant plus fréquentes que les gènes d'un certain nombre de maladies génétiques ne sont pas identifiés. Dans ce cas, les couples ne peuvent pas avoir accès au DPN et n'ont donc aucun moyen de savoir si leur enfant est porteur d'une anomalie génétique : soit ils auront un enfant en acceptant le risque qu'il soit malade, soit ils n'auront pas d'enfant, ce qui est le seul moyen pour eux de ne pas transmettre la maladie.

Dans les maladies à révélation tardive, les couples font majoritairement le choix de ne pas avoir recours au DPN, et ce après avoir mûrement réfléchi aux conséquences. Ils estiment que la vie, même avec une maladie génétique, vaut d'être vécue et c'est cette conviction qu'ils veulent transmettre à leur enfant. De plus, ils placent beaucoup d'espoir dans les progrès de la recherche. Ils se disent que dans dix, quinze, vingt ans, un nouveau médicament pourra guérir la maladie.

## Une grossesse désinvestie

En attendant le résultat du DPN, certains couples se montrent distants vis-à-vis de la grossesse en cours, dans la mesure où elle pourrait s'interrompre à tout moment. Certaines femmes le disent clairement : « Je préfère ne pas investir cette grossesse tant que je n'aurai pas le résultat du diagnostic prénatal. » Comme si cette rationalité leur permettait de se prémunir contre l'effraction d'une mauvaise nouvelle. Le couple est dans un entre-deux : il ne peut pas se réjouir d'attendre un bébé tant la continuité de son existence est menacée.

Lorsqu'il existe un haut risque que l'enfant soit porteur du gène ou lorsque le résultat du test prénatal se révèle défavorable, on peut assister à un désinvestissement très rapide de la grossesse. M. Soulé et M.-J. Soubieux[1] donnent l'exemple d'une pianiste, elle-même fille et petite-fille de pianistes, n'ayant pas supporté d'apprendre que l'enfant qu'elle attendait présentait une agénésie (absence) de la main. Elle voulait demander une interruption de grossesse pour un handicap considéré comme tout à fait mineur, mais insupportable à ses yeux tant le mandat transgénérationnel jouait un rôle majeur dans sa vie. Cet exemple – même s'il s'agit d'une malformation d'origine rarement génétique – illustre combien la demande repose parfois sur des convictions qui échappent au raisonnement médical. Le choix du couple ne dépend pas toujours de la gravité de la maladie annoncée, mais plutôt de ce qui lui semble possible, pensable, supportable.

Lorsque le résultat est favorable, les parents éprouvent un grand soulagement. Ils se sentent libérés de leur angoisse. Mais certains peuvent garder des doutes injustifiés jusqu'à la naissance de l'enfant. Le risque pour l'enfant, pourtant levé grâce au DPN, persiste comme une sorte de fêlure. C'est pour cette raison que le résultat favorable du DPN est donné systématiquement lors d'un entretien, même si le médecin est pressé d'annoncer la bonne nouvelle aux parents par téléphone. Un entretien peut s'avérer très bénéfique pour le couple qui a besoin de réapprendre à investir la grossesse avec sérénité, apaisement, confiance. Car elle a débuté comme un orage, avec beaucoup d'angoisse et de préoccupation.

En cas de résultat défavorable annoncé dans le bureau du médecin généticien ou du gynécologue, certains peuvent avoir besoin de rester seuls un moment,

1. Soulé M., Soubieux M.-J., « Psychanalyse, médecine fœtale et échographie », *J. psychanal. enfant.*, 2003, 32.

d'autres pleurent, ou restent figés, d'autres enfin posent des questions qui traduisent leur détresse : « Comment faire pour en finir au plus vite avec cette grossesse qui de toute manière n'aboutira pas ? » Comme si agir pouvait faire taire la souffrance et se substituer à la parole...

## L'IMG : UNE ÉPREUVE DOULOUREUSE

L'obstétricien et la sage-femme sont là au premier plan pour informer et contenir. Les sentiments des parents sont atténués par la certitude que leur décision a été mûrement réfléchie et qu'elle est fondée sur une réflexion qui les a conduits à une intime conviction : « Je préfère souffrir maintenant, d'un seul coup, que souffrir ma vie entière en voyant mon enfant malade. » Les équipes médicales jouent également un rôle important dans la capacité de récupération des parents après l'interruption de grossesse. Elles les ont soutenus dans leur démarche et supportent également le poids de la décision en faisant inscrire l'interruption de grossesse comme un acte médical (IMG) et non comme un acte volontaire (IVG). À ce propos, René Frydman[1] souligne l'importance des mots utilisés. Il propose l'utilisation de l'expression la plus appropriée à ses yeux et qui est celle du texte de loi publié au *Journal officiel* du 7 juillet 2001, complété par le décret du 3 mai : « Interruption de grossesse pour motif médical. »

Une fois la décision arrêtée, les choses se déroulent de telle sorte que les femmes n'ont pas à attendre longtemps l'intervention.

1. Frydman R., Picone O., « L'IMG : qui décide ? », *La Décision entre médecine et psychanalyse, Enjeux contemporains*, 10e colloque de médecine et de psychanalyse, Paris, 17-18 janvier 2009, *Études freudiennes*, Société de médecine et psychanalyse, hors-série.

Il est très étrange de vivre l'arrêt d'une grossesse dans une maternité où naissent des enfants. De nombreuses femmes soulignent combien elles se sont senties blessées par les cris de nouveau-nés, seules et sans enfant dans une unité de soins où d'autres sont avec leur bébé et leur famille dans un climat festif. Les couples sont souvent dans une grande solitude car ils n'ont pas voulu informer leur famille de leur décision. Ils souhaitent souvent protéger leurs propres parents de cette épreuve. Les protéger, mais se protéger d'eux aussi.

Les femmes sont souvent surprises de découvrir que l'IMG n'est pas une intervention rapide et indolore. Celle-ci peut parfois, compte tenu de l'avancement de la grossesse, être un véritable accouchement, provoqué avant terme. Les femmes disent combien ces heures passées dans la salle de travail les ont marquées. Cette interruption de grossesse ne pourra pas être oubliée, elle fera désormais partie de leur histoire familiale.

Après l'interruption médicale de grossesse, les couples sont souvent assommés. D. Héron observe que « l'interruption de grossesse n'est pas un simple coup de gomme, et elle peut parfois engendrer une grande souffrance[1] ». L'IMG est un geste actif qui fait suite à une décision réfléchie et paradoxalement impensable. Certains ne peuvent même pas envisager de la revivre une autre fois : « Au sentiment de la destruction vient s'ajouter celui, tout aussi prégnant, de ne pas avoir su protéger leur enfant contre le malheur de son anomalie génétique et de ne pas avoir pu l'amener jusqu'au terme de la grossesse en bonne santé[2]. » Deux études

1. Héron D., « Le diagnostic prénatal en France aujourd'hui », art. cit.

2. Rothenburger S., Sibertin Blanc C., Schweitzer M., Rothenburger S., Sibertin-Blanc D., Schweitzer M., « Interruption médicale de grossesse, Aspects éthiques et psychologiques », *Ann méd Nancy Est*, 1997, 36 (3), p. 181-4.

effectuées[1] sur une population de parents ayant subi une IMG se sont intéressées à son impact psychologique. Elles concluent qu'il n'y a pas de différence significative entre la douleur des couples qui subissent une IMG et celle des couples qui ont vécu la mort in utero de leur bébé. D'ailleurs, de nombreux couples concernés par une IMG soulignent qu'ils auraient souhaité être soutenus, et de la même manière, que des parents ayant vécu la mort in utero de leur bébé. Cela montre l'importance de l'accompagnement psychologique des couples.

Lorsque des parents ne bénéficient pas d'un soutien et d'un accompagnement par une équipe spécialisée, et qu'une fragilité psychologique préexistait à l'interruption de grossesse, des conséquences psychopathologiques peuvent être observées. Une IMG peut empêcher la mère d'investir la grossesse suivante. Vulnérabilisée par cette épreuve, elle peut développer des troubles psychopathologiques, comme lors d'un deuil compliqué. Le deuil est un travail normal et nécessaire pour surmonter la perte : il comporte un temps de dépression et de fixation à l'objet perdu. Puis s'instaure progressivement un détachement qui permet d'investir d'autres objets d'amour. Lorsque ce travail est bloqué par la force du traumatisme subi, il se complique et peut devenir pathologique. La personne s'installe dans un sentiment de culpabilité qui peut, chez certains, prendre une forme inquiétante. Je me souviens d'une mère qui avait fait une IMG à un stade assez avancé de la grossesse car son bébé était atteint d'une forme congénitale grave de maladie de Steinert. Elle venait me voir avec son deuxième enfant dans les bras, né en bonne santé. Elle souhaitait parler de

1. Lorenzen J., Holzgreve W., « Helping parents to grieve after second trimester termination of pregnancy for fetopathic reasons », *Fetal Diagn. Ther.*, 1995, May-Jun., 10 (3), p. 147-56.

« l'autre enfant », de celui dont la grossesse avait dû s'interrompre. Elle m'expliquait combien il lui était difficile de s'occuper de son nouveau-né car l'enfant perdu était présent à chaque moment et l'empêchait de voir celui qui était là, bien vivant.

## Parler aux frères et sœurs

Une maman enceinte, après une IMG à six mois de grossesse, m'explique que chaque fois qu'elle vient me voir à l'hôpital, son fils Arthur, âgé de quatre ans, hurle. Elle n'avait pas compris la raison de son état jusqu'à ce qu'elle me dise ce qu'elle n'avait pas pu dire à son enfant. Lors d'une précédente grossesse, elle avait dû faire une IMG car le fœtus était porteur d'une grave maladie génétique. Devant l'insistance de son fils qui lui demandait où était l'enfant qu'elle avait dans le ventre, elle avait répondu : « L'enfant est resté à hôpital. » Mais depuis, quand elle lui disait qu'elle allait à l'hôpital, il hurlait. Probablement parce qu'il pensait au bébé que sa mère avait laissé là-bas, au nouveau bébé qu'elle pourrait laisser en allant à l'hôpital, sans parler de lui-même qu'un jour peut-être elle laisserait aussi.

Sans doute faut-il discuter au cas par cas de ce qu'il y a lieu de dire ou de ne pas dire à l'enfant. Mais il est essentiel de mettre des mots sur ce que l'enfant peut observer, pour qu'il puisse lui aussi, selon son âge et sa maturité, poser des questions et se sentir étayé dans sa réflexion.

# 5

# Comment parler à l'enfant de sa maladie

## L'exemple des maladies neuromusculaires

> « Je viens à l'hôpital depuis un an et demi parce que j'ai un virus qui touche mes jambes. Je me demande où j'ai pu l'attraper. Ce n'est pas la même maladie que maman. Elle est en fauteuil roulant. Elle m'a dit que ce n'est pas la même... Je n'ai plus envie de venir à l'hôpital, ni de faire tout ce que j'ai à faire pour guérir de mes jambes, ça ne sert à rien. Mon virus ne part pas et, malgré tous mes efforts, je vais de moins en moins bien... »
>
> Virginie, onze ans,
> qui ne sait pas encore qu'elle est atteinte de la
> même maladie neuromusculaire que sa mère.

Dans le cadre des pratiques hospitalières, la réflexion sur l'annonce du diagnostic s'est approfondie au cours de ces dernières années. De nombreuses études ont été réalisées par des médecins, pédopsychiatres, psychologues et psychanalystes pour améliorer les conditions de l'annonce, tant en période prénatale que postnatale. Elles ont permis de mieux comprendre ce que ressentent les parents lors de l'annonce de la maladie de leur enfant : un moment d'effroi, potentiellement traumatique, entraînant des phénomènes de surdité sélective (difficulté à entendre). Aujourd'hui, les médecins sont sensibilisés à l'impact que leur parole peut avoir sur la vie des familles et en particulier sur l'avenir de l'enfant[1]. En effet, nous disposons à présent d'une vaste littérature sur le sujet et des recommandations ont été élaborées pour de nombreuses pathologies afin d'aider les praticiens à réaliser une annonce aux parents dans les meilleures conditions possibles[2]. M. Fardeau s'accorde à dire qu'« il ne faut pas sous-estimer la capacité actuelle de réceptivité des nouvelles générations d'étudiants en médecine pour des problèmes de cette importance[3] ».

L'annonce du diagnostic à l'enfant n'a pas encore fait l'objet d'une réflexion aussi approfondie. Elle est pourtant déterminante pour lui : elle peut l'aider à vivre sa maladie à long terme, mais aussi à accepter les contraintes qu'elle va lui imposer tout au long de son évolution.

Je travaille à l'Institut de myologie depuis 1997, dans l'unité de pathologies musculaires du Pr Bruno Eymard, qui a toujours considéré que les aspects psychologiques faisaient partie intégrante des soins donnés aux malades. Dans la consultation des enfants, animée par le Dr Christine Themar Noël, je partage depuis nombreuses années mon travail avec deux autres psychologues : Nathalie Angeard et Ariane Herson. Dans cette unité, nous rencontrons parents et enfants dans leur quête diagnostique, mais aussi tout au long du suivi des enfants. L'entretien psychologique est systématiquement proposé aux familles. Il s'agira, selon les cas, d'un entretien unique ou de séquences d'entretiens propo-

1. Frischmann M., Gargiulo M., « Retentissement de l'annonce d'une maladie neuromusculaire sur le projet de vie », *Réadaptation*, 2005, 520, p. 17-9.

2. Haute Autorité de santé, *Annoncer une mauvaise nouvelle*, site de la HAS, 2008.

3. Fardeau M., « Réflexions sur l'annonce du diagnostic d'une affection gravement invalidante chez l'enfant : les gestes pour le faire, les mots pour le dire », 6e colloque des maladies neuromusculaires, 21-25 oct. 1996, *Perspectives psy*, 1996, 35 (suppl. 4), p. 8-12.

sées aux parents, et à l'enfant si nécessaire. Ces séquences d'entretiens, qui ne sont pas des psychothérapies en soi, ont souvent, pour l'enfant et la famille, un effet thérapeutique conséquent.

## DIRE OU NE PAS DIRE ?

Les maladies neuromusculaires débutant dans l'enfance sont des affections évolutives pour lesquelles il n'existe pas encore de traitement curatif. C'est dire toute la complexité de l'annonce du diagnostic aux parents et à l'enfant. Dans le cas de la myopathie de Duchenne, le médecin annonce aux parents une maladie qui touchera progressivement l'ensemble des muscles de l'organisme de leur enfant (muscles squelettiques, muscle cardiaque et muscles lisses). En effet, l'enfant atteint présente en général peu de signes de la maladie avant l'âge de trois ans, il marche parfois tard, tombe souvent et se relève difficilement. Au fil des années apparaît une faiblesse musculaire des membres et du tronc. Bientôt, la montée des escaliers, puis la marche deviennent impossibles (vers dix-douze ans) et l'utilisation des membres supérieurs est progressivement limitée.

Compte tenu de la gravité de la maladie et de ses conséquences, on peut se demander si le médecin doit faire l'annonce devant l'enfant. Et, s'il le fait, comment doit-il lui communiquer le nom de sa maladie et son origine génétique ? Doit-il prévoir un temps avec les parents seuls, puis un autre temps avec les parents et l'enfant, quel que soit son âge ? Qui doit faire l'annonce à l'enfant ? Les parents ou les médecins ? Les parents seront-ils d'accord pour que la dimension génétique soit évoquée en présence de l'enfant ?

Bien évidemment, la réponse dépend de différents facteurs : l'âge de l'enfant, la manière dont les parents souhaitent aborder la question de la maladie avec lui. Mais cela va dépendre aussi des convictions du médecin, de son sexe, de son âge, de son histoire, de sa formation, de sa capacité à accueillir ce qu'expriment l'enfant et ses parents et à dialoguer avec eux. Une étude réalisée auprès de médecins seniors[1] révèle qu'un certain nombre d'entre eux n'ont pas réfléchi à la manière d'organiser la consultation d'annonce par rapport à l'enfant lui-même. Ils disent composer selon la situation, sans avoir eu ni la formation ni le temps suffisants pour y réfléchir dans leur pratique quotidienne.

Parfois l'enfant est présent lorsque le médecin annonce la maladie aux parents mais aucune parole ne lui est adressée directement. C'est le cas de Sami, trente ans, atteint de DMD (myopathie de Duchenne), qui se souvient de l'annonce de sa maladie : « Je me suis rendu compte que j'étais très malade ce jour-là à l'hôpital. J'étais en slip, allongé sur la table d'examen. Mes parents étaient assis face au médecin dans un bureau. Le médecin parlait de mes jambes et ma mère sanglotait. Mon père posait des questions. Moi j'étais tout seul, allongé… j'avais froid et je pensais à la mort ! »

Il peut exister une difficulté partagée par les parents et les médecins pour annoncer la maladie à l'enfant, difficulté qui peut persister pour lui parler de la maladie tout au long de son évolution. Le médecin ne pourra pas passer outre la volonté des parents : s'ils ne souhaitent pas informer l'enfant du nom et de l'origine génétique de la maladie, il devra avant tout préserver la relation qu'il entretient avec eux. L'expérience démontre que le temps et l'accompagnement par les équipes soignantes devraient progressivement aider

1. Aubert-Godard A., Scelles R., Avant M., Gargiulo M., Gortais J., *Annonce du handicap, analyse de ce que vit le médecin-annonceur et des représentations qu'il a des frères et sœurs et des pères*, *op. cit.*

les parents à accepter l'idée que parler à l'enfant de sa maladie est un pas très important à franchir.

Notre expérience nous a permis de constater que ce qui sera dit ou non dit à l'enfant sur sa maladie aura des conséquences directes sur la manière dont il va en vivre les contraintes, accepter la rééducation et les appareillages ou l'aide des autres pour les gestes simples de la vie quotidienne. La parole a une valeur constructive : elle permet de se sentir reconnu comme sujet et elle a un effet libérateur sur l'enfant qui vit, sans les comprendre et avec beaucoup d'inquiétude, les transformations qui l'affaiblissent sur le plan moteur et qui l'obligent à renoncer à ses envies de mouvement.

Parfois, les adultes refusent de dire à l'enfant une vérité qui, pensent-ils, serait trop difficile à vivre pour lui. Or, même si nommer la maladie peut comporter une certaine violence, l'enfant n'est pas dupe de ce qui se passe dans son corps et il attend une explication. Même si le diagnostic ne lui a pas été communiqué directement, ce qui arrive fréquemment, d'autres événements peuvent l'amener à découvrir par lui-même ce qu'on aura préféré lui cacher.

## Des enfants en quête de savoir

Six faits peuvent faire fonction d'annonce pour l'enfant :

• *Le changement du corps*. Le fait d'être malade n'est pas automatiquement perceptible pour l'enfant. La prise de conscience de son état peut se faire de manière parcellaire, par le cumul de plusieurs indices, comme une faiblesse dans ses jambes, la sensation de ne pas être vigoureux, ou des signes plus concrets, comme une difficulté à courir pour attraper un copain dans la cour de l'école, une fatigue, des chutes fréquentes, des difficultés à monter les escaliers. Le corps est affaibli et l'enfant évite de plus en plus les situations qui le lui rappellent. Lors de cette période, il va souvent se culpabiliser face à cette faiblesse qui envahit progressivement tous les domaines de sa vie. Il s'isole, craint les contacts avec les autres, se sent souvent frustré et tend à rester dans l'univers de l'adulte, qu'il trouve plus sécurisant et bienveillant.

• *Le non-verbal.* L'enfant est souvent en état d'alerte devant son corps qui n'est plus comme avant. Compte tenu de sa faiblesse musculaire, ses moments d'inactivité augmentent. Alors, à défaut des mots qui lui permettraient de comprendre ce qui lui arrive, il observe intensivement les signes et les gestes de son entourage. Il sent que quelque chose est dit « autrement » par ses proches, par leur respiration, leur émotion, leurs silences, leur regard…

• *L'attitude des parents.* Bien qu'il n'ait pas encore été informé de sa maladie, l'enfant entend ce qui est dit entre ses parents, ou entre eux et leurs proches. Il recueille les indices d'une préoccupation parentale dont il est le centre, comme les silences lorsqu'il rentre dans une pièce ou le fait que « maman pleure et s'arrête lorsque j'entre dans sa chambre »…

• *Les mots.* Ils ont une importance extrême, notamment ceux qui apparaissent isolés, séparés des autres, comme « Duchenne », qui est le nom d'un homme, un signifiant fondateur pour l'avenir de l'enfant, mais aussi des noms communs tels que « myopathie », « génétique », « mutation », « transmission », qui peuvent résonner chez l'enfant et le « travailler ». C'est le cas de Fabien, dix-huit ans, qui se souvient que, plus jeune, il guettait le mot « Duchenne » dans les discussions, alors que personne ne lui avait dit qu'il était atteint de la myopathie du même nom. Pourtant, ce mot résonnait pour lui comme « chaîne »… Il trouvait que cela correspondait bien à l'emprisonnement qu'il ressentait dans son corps, à sa sensation d'être enchaîné quand il voulait courir comme les autres enfants.

• *Les lieux*. Dès le diagnostic, l'enfant commence à fréquenter des lieux chargés de signification, notamment l'hôpital, souvent vécu comme un lieu de séparation où l'on va « chercher dans le corps ce qui ne va pas ». Beaucoup d'enfants ne dorment pas la veille de la visite – peur de la piqûre, certes, mais pas seulement. C'est là que les parents parlent avec les médecins. C'est là que maman dit devant l'enfant : « Ça ne va pas du tout, il tombe tout le temps », alors qu'elle n'en a rien dit à la maison. C'est dans ces lieux que la maladie commence à se dire, à se voir et à se sentir, alors qu'à la maison parents et enfants s'adaptent à elle et vivent le plus normalement possible. C'est aussi là que, progressivement, on notera son évolution avec des mesures et des chiffres qui préoccupent beaucoup les parents. Et puis, lors des consultations hospitalières, dans la salle d'attente, l'enfant va voir d'autres enfants plus âgés et plus gravement atteints. Des enfants avec la même pathologie que lui ou d'autres qui peuvent l'impressionner, lui mais aussi ses parents. C'est ainsi que la salle d'attente peut également servir d'annonce de sa maladie, sans mots pour accompagner ce qu'elle lui a révélé.

• *Les autres*. L'enfant commence à fréquenter des professionnels de santé qui vont s'occuper de lui, notamment le kinésithérapeute, qui devient souvent un personnage très important pendant cette période de découverte de la maladie, les soins journaliers créant une grande intimité et une réelle complicité. « J'ai baptisé mon kiné "M. Kinési" et pas seulement "mon kiné" tout court, rapporte Sarah Salmona[1] dans ses souvenirs d'enfance. "Monsieur" est une marque d'honneur

1. Salmona S., « L'absence », nouvelle disponible sur son blog : http://sarah.salmona.blogs-handicap.com, 2006.

et d'admiration. Une puissance protectrice se dégage de ses gestes précis, de ses mains si grandes qu'elles recouvrent tout mon dos. Il est capable de me soulever par les bretelles de ma salopette avec une seule main : impressionnant ! S'il mérite que je l'appelle “monsieur”, c'est parce qu'il s'occupe non seulement de mon corps mais aussi de mon esprit. Il a été et sera toujours mon plus grand confident. » En effet, c'est souvent à lui que l'enfant posera des questions sur son état, mais aussi sur son avenir.

## L'ANGOISSE DES PARENTS

« L'annonce doit être claire et respectueuse de la personne et de son devenir, dont les conditions seront fonction de l'accueil que la société doit savoir et pouvoir réserver à la différence : celle des adultes comme des enfants “à besoins particuliers” », souligne Michel Fardeau[1].

Le code de déontologie médicale précise que chacun des deux parents ou le représentant légal doit recevoir l'information sur les soins à donner à l'enfant, mais que l'information doit également être délivrée à l'enfant, s'il est en âge de comprendre. Ce décret ne précise pas l'âge requis pour recevoir l'information ni les modalités de l'annonce, laissées à l'appréciation du médecin. Il arrive que le médecin se laisse surprendre par la manière dont la famille se présente à lui et ne propose pas un temps distinct, d'abord avec les parents, puis avec les parents et l'enfant, pour que certains aspects difficiles ne soient pas abordés en sa

1. Fardeau, M., « Réflexions sur l'annonce du diagnostic d'une affection gravement invalidante chez l'enfant : les gestes pour le faire, les mots pour le dire », *Perspectives psy*, 1996, 35 (suppl. 4), p. 8-12.

présence. L'enfant n'a pas besoin du même degré d'information que les parents à ce stade. Il est important de respecter cela. Or il arrive que les parents, craignant de ne pas avoir un moment seuls avec le médecin, tiennent devant l'enfant des propos qui vont le marquer. En les informant que la consultation s'effectuera en deux temps – d'abord en présence de l'enfant puis sans lui –, on donne aux parents la possibilité de bien distinguer ce qui peut être dit devant l'enfant et ce qui sera dit en son absence.

Le silence autour de la maladie est le produit du malaise ressenti par l'adulte lorsqu'il s'agit de parler avec un enfant de sa maladie, de son origine génétique, du handicap qu'elle engendre, de l'absence de traitement, de l'impossibilité de guérir, de l'avenir... Les travaux sur l'annonce du handicap ont mis en avant plusieurs explications : la blessure narcissique des parents devant un enfant qui rappelle par sa pathologie une faille, un manque, et l'effondrement des rêves, des illusions précédant sa venue au monde.

La difficulté ou le refus des parents de nommer la maladie est le résultat de mécanismes multiples, conscients ou non. Un espace d'accueil de leur souffrance est d'une grande valeur à ce stade. La simple proposition de rencontrer un psychologue – formulée par le médecin lors de l'annonce – implique que l'information peut provoquer une souffrance, qui trouvera un autre espace et un autre destinataire que le médecin pour l'accueillir. Cette proposition fonctionne comme une reconnaissance de l'effraction subie.

### *Il sera trop malheureux...*

Souvent, les parents justifient leur refus de parler avec l'enfant de sa maladie par la crainte de lui nuire : « Je ne veux pas qu'il sache qu'il est malade parce qu'il sera trop malheureux ! Je préfère attendre un peu...

C'est trop dur pour un enfant si jeune ! » Cela contraste avec la présence concrète de la maladie dans la vie de l'enfant : il a du mal à marcher, à courir, à monter les escaliers, il tombe souvent et il est très fatigué. De plus, les parents disent fréquemment qu'ils ne savent pas où la discussion pourrait aboutir s'ils commençaient à parler : « Une question en amène une autre. J'ai peur que si je lui dis qu'il a une myopathie, après il me demande s'il va guérir. Vous voyez, je préfère pour le moment ne rien dire du tout… On verra plus tard. »

La question de la mort est redoutée : « Et s'il me demande s'il va mourir ? Que lui répondre ? Je ne me sens pas prête à affronter tout ça ! » Cette impossibilité de dire peut avoir des conséquences sur la qualité du dialogue parents-enfant. En effet, les échanges risquent de se limiter aux aspects factuels, aux problèmes d'organisation et ne plus pouvoir s'aventurer sur le terrain sensible des émotions.

Certains parents partent de l'idée que, tant que l'enfant ne sait pas que ses troubles sont dus à une maladie incurable, ils peuvent continuer à fonctionner devant lui comme si eux-mêmes ne le savaient pas. Cela leur permet de se donner une contenance pour faire face à l'événement. Ainsi, « Je ne pourrais pas lui dire qu'il ne marchera plus » ou « Je ne veux pas qu'il se pose trop de questions sur l'avenir » deviennent « Je ne veux pas savoir qu'il ne marchera plus », « Je ne veux pas me poser trop de questions sur l'avenir ». Il ne s'agit pas d'un déni de la réalité, ce qui supposerait que cela se passe à leur insu, mais d'une stratégie volontaire, consciente. Comme si les parents se disaient : « Je sais parfaitement que, tant que tu ne sais pas, une partie de moi peut continuer à faire avec toi comme si elle ne savait pas. » Ce qui relève du déni est le fait de soutenir que leur enfant « ne sait rien », « ne connaît pas le nom de la maladie » ou qu'il « ne sait pas qu'il est malade ». Mais ce mode défensif sera plus au moins efficace dans la durée car, la maladie progressant, de nouveaux événements viendront rappeler son évolution, sa gravité.

## *Il ne peut pas comprendre…*

Il arrive que, dans un premier temps, le médecin parle à l'enfant des examens à venir, d'une biopsie par exemple, qui consiste à prendre une partie du muscle pour l'analyser et confirmer le diagnostic. Mais il peut vite oublier sa présence devant le flot de questions posées par les parents qui, par peur de ne pas avoir le temps de tout demander, ont également tendance à oublier que l'enfant est là. En conséquence, beaucoup de paroles seront dites devant l'enfant comme s'il n'était pas présent.

Certains de ces échanges entre médecin et parents peuvent être d'une grande violence pour les enfants, qui entendent dire des choses qu'ils n'ont pas demandé à savoir et voient l'effet que certains mots produisent sur leurs parents. Malgré leur souci de protéger l'enfant, parents et médecins peuvent partager l'idée que l'enfant « ne peut pas comprendre » ou qu'il « est trop petit pour comprendre le sens des mots ». Dans ce cas, pour l'adulte, l'enfant devient « transparent » : il est là en chair et en os, mais absent dans son esprit ou encore « inconscient » ou sourd à ce qui est en train de se dire. L'enfant est là en train de jouer avec un camion, par exemple, mais l'adulte peut le penser « endormi », « anesthésié » : « Il ne sent pas », « Il n'entend pas », « Il ne comprend pas ce qui est en train de se passer et de se dire devant lui ». Mais l'enfant est là malgré son apparence distraite. Il entend. Il ressent. Il a une compréhension de ce qui se passe devant lui.

Une maman pleure dans mon bureau parce qu'elle sait que son fils perd la marche et sera bientôt en fauteuil roulant. Alors que son fils dessine sur une petite table à côté, elle dit : « Il ne sait pas que bientôt il ne marchera plus... » Thomas, lui, sans lever les yeux de son dessin et en ayant l'air très concentré sur sa création, dessine une famille où tous les membres sont assis sur des chaises. C'est le moment fort de l'entretien. Je dis à Thomas : « J'ai entendu, tout comme toi, les mots de ta mère... » Son dessin en témoignait.

J'ai reçu en consultation une femme de trente-huit ans, mère d'un enfant de cinq ans pour qui le diagnostic de myopathie de Duchenne (DMD) venait d'être posé. Elle me demande conseil car elle veut lui annoncer qu'il est malade, ce qu'elle n'a pas encore fait, mais elle ne sait pas comment s'y prendre. Elle veut surtout « bien faire », dit-elle. Je lui demande de raconter la façon dont s'est passée l'annonce du diagnostic. « Lorsque nous sommes rentrés dans le bureau du Pr R., il nous a demandé : "Alors, savez-vous ce qu'il a, votre fils ?" En fait, nous avions passé la nuit sur Internet. Nous savions qu'il avait des CPK élevés, nous savions que c'était ça. Le médecin nous a dit : "En effet, il s'agit d'une myopathie de Duchenne." Mon mari a fait un malaise vagal et des infirmières sont venues l'allonger sur un lit. » Je lui demande : « Où était votre fils à ce moment-là ? – Alex était là, dans la même pièce, mais il n'a rien entendu parce qu'il jouait avec sa petite console. » Elle se montre surprise lorsque je lui dis qu'Alex sait déjà qu'il est malade puisqu'il était présent quand le médecin leur a annoncé le diagnostic. Mais désormais, il a probablement besoin de reprendre tous ces événements et de les ordonner dans une histoire. Je lui conseille de parler avec son fils et surtout de lui demander de raconter ce qui s'est passé ce jour-là. Ce qu'elle a fait. Je l'ai revue quinze jours plus tard. Alex lui avait dit : « Papa est tombé dans les pommes quand le médecin a dit que j'étais malade ! »

Rétrospectivement, certains adultes se souviennent de l'absence de paroles sur leur maladie et du silence pesant qui les entourait. C'est le cas d'un patient atteint d'une myopathie. Il nous a raconté comment il avait appris qu'il ne marcherait plus : « J'avais huit ans et j'ai entendu ma mère pleurer avec mon grand-père au téléphone, elle lui racontait notre visite à l'hôpital, que le docteur lui avait dit que je ne marcherais plus dans quelque temps et qu'il faudrait envisager le fauteuil roulant… Pour moi, ce qui était terrible à ce moment-là, ce n'était pas de ne plus marcher bientôt, mais de voir ma mère pleurer, qu'elle pleure à cause de moi ! Lorsque ma mère est venue me coucher le soir, je lui ai demandé pourquoi elle avait les yeux rouges. Elle m'a dit : “J'ai une allergie… et ça va durer longtemps !” » C'est par la volonté de ne pas faire souffrir l'autre que le silence s'installe et entraîne la solitude de chacun. Car l'enfant lui aussi peut faire comme si rien ne se passait devant ses parents et occulter ses interrogations, ses douleurs, pour ne pas les faire souffrir.

## DÉCODER LES COMPORTEMENTS DE L'ENFANT MALADE

Lorsque les parents dépassent ce premier stade de silence et se sentent prêts à parler avec leur enfant et à répondre à ses questions, ils peuvent être surpris de constater qu'il ne pose pas de questions fréquentes ou directes sur sa maladie, qu'il ne demande pas toujours à savoir. A. Herson[1], qui a étudié des enfants atteints de maladies neuromusculaires, a montré qu'ils ne faisaient pas un récit de l'annonce du diagnostic comme d'un moment unique, mais évoquaient plutôt des micro-annonces étalées dans le temps. L'auteur signale qu'il n'est pas aisé pour l'enfant de

1. Herson A., « Enfant atteint d'une maladie neuromusculaire : annonce, savoir et vécu du handicap », *in* Ciccone A., Korff-Sausse S. *et al.*, *Cliniques du sujet handicapé*, *op. cit.*

parler de sa maladie. Sa parole est souvent restreinte, entravée par l'existence de mécanismes de défense, tels que la minimisation, la banalisation et le refoulement. A. Herson retrouve chez tous les enfants rencontrés un très fort désir de normalité, un besoin de protéger l'image qu'ils ont d'eux-mêmes et qu'ils donnent à voir à autrui. Une indication de psychothérapie peut se révéler nécessaire lorsque l'enfant ne pose pas de questions, mais présente d'autres difficultés psychologiques comme la tristesse, des peurs, des inhibitions, des difficultés dans les apprentissages.

La souffrance de l'enfant peut se révéler à travers sa difficulté à s'adapter à la maladie, qui s'observe par une résistance majeure à accepter la rééducation ou les appareillages, ou au contraire par une suradaptation à sa maladie, comme s'il ne vivait que pour elle. La suradaptation de l'enfant comme signe de souffrance est plus tardivement détectée car elle convient généralement aux enseignants, parents et équipes soignantes. Mais elle peut révéler un état de passivité intérieure et de gel de la pensée qui doit également attirer l'attention. C'est pour cela que certains parents peuvent être surpris lorsque je leur explique que pour tel enfant, la révolte est plutôt un signe positif et encourageant, alors qu'auparavant il ne disait jamais rien et acceptait les contraintes de la maladie sans manifester aucune émotion ni opposition.

## *Est-ce ma faute ?*

Pour J.-L. Pedinielli[1], l'enfant construit des théories profanes sur l'origine de sa maladie, dans lesquelles le

1. Pedinielli J.-L., Bertagne P., Montreuil M., « L'enfant et la maladie somatique : le "travail de la maladie" », *Neuropsychiatr. enfance adolesc.*, 1996, 44 (1-2), p. 22-31.

mal peut venir du dehors ou du dedans. Par exemple, il se dit : « Si je suis malade, c'est parce que ma mère a reçu un choc pendant la grossesse qui m'a rendu malade, moi ! » Ou bien : « J'ai dû faire quelque chose de mal quand j'étais dans le ventre de ma mère car mon frère n'est pas malade. » Un enfant atteint d'une myopathie disait : « Tout ça, c'est de ma faute. Mon frère me disait que je ne devais plus faire autant de gymnastique. Avant, j'aimais beaucoup jouer au foot, courir… mais je ne l'ai pas écouté et voilà : aujourd'hui mes muscles sont faibles parce que je me suis trop amusé ! » Un autre enfant m'expliquait qu'il était tombé malade à cause de son arrivée en France : « Ma maladie, ça vient de mon arrivée en France. Avant que mes parents se séparent, j'habitais au Pérou. Là-bas, j'étais normal et puis mon arrivée en France a tout changé mon corps, et puis je n'ai plus jamais vu mon père, car lui est resté au Pérou. Je pense que ça vient de tout ça, ma maladie. »

L'enfant peut vivre sa maladie comme une punition, le tout coloré par la problématique fantasmatique que l'enfant traverse selon son âge, son sexe et sa place dans la constellation œdipienne. Il peut être habité par un sentiment de culpabilité du fait d'être malade, se remémorer sa haine, sa jalousie, comme si ses désirs d'agression s'étaient magiquement accomplis et retournés contre lui. Il se dit qu'il est puni pour ses « mauvaises » pensées. Il peut se vivre comme tout-puissant, mais d'une toute-puissance potentiellement destructrice qui le conduit à un interdit de penser, de fantasmer, de ressentir des sentiments agressifs, pour éviter surtout que d'autres catastrophes ne se produisent.

Anna Freud[1] a constaté, durant la Seconde Guerre

1. Freud A. (1936), *Le Moi et les mécanismes de défense*, trad. Anne Berman, PUF, 1993.

mondiale, que les enfants étaient d'autant plus angoissés qu'ils sentaient en eux des affects agressifs et se croyaient à l'origine des explosions. Cette toute-puissance de la pensée, provoquée par une perte de limites claires entre l'extérieur et l'intérieur, disparaît en présence d'une personne rassurante capable de les contenir.

Lorsque l'enfant s'interroge sur l'origine de sa maladie, lorsqu'il élabore une théorie personnelle qui apporte une explication à ses troubles, il est actif psychiquement. L'origine de la maladie est souvent centrale dans ses préoccupations, mais il ne l'évoquera pas d'emblée et rarement spontanément.

### *Un besoin de normalité et de reconnaissance*

L'enfant aspire à être « comme les autres ». Bien plus que pour sa maladie, il veut être reconnu avant tout comme un garçon, comme une fille, avec les préoccupations caractéristiques de chaque moment de la vie. Les enfants souhaitent parler de leurs jeux préférés, de leurs héros, des problèmes avec leurs copains à l'école ou avec leurs frères et sœurs. Ils ne souhaitent pas être abordés par le prisme de la maladie. Commencer par demander à l'enfant quel est son vécu de la maladie est une erreur qui peut se payer cher, car il refusera d'évoquer ces questions avec une personne qui ne le connaît pas suffisamment et qui n'a pas pris soin de l'approcher avec tact. Si le dialogue s'établit, c'est parce qu'il sent que l'adulte le considère comme un enfant et non comme un enfant malade. C'est l'une des règles d'or de la relation.

Mais l'enfant a besoin également d'être reconnu dans ce qu'il vit, besoin que ses difficultés soient intégrées par les autres membres de la famille comme réelles et bien présentes. Comme dans le cas de Mathias, chez qui vécu de la maladie et rivalité fraternelle sont entremêlés. Il s'agit d'un enfant de onze ans, atteint d'une myopathie encore non précisée, qui perd la marche progressivement. Le médecin a demandé à ce qu'il soit vu par un psychologue du service, en disant : « Ce n'est pas dans ses habitudes de pleurer ! » Lorsque je le rencontre, il pleure encore… « Qu'est-ce qui se passe Mathias ? – J'en ai marre qu'on me prenne les choses ! C'est toujours pareil. Je dois me battre tout le temps pour qu'on ne me pique pas quelque chose ! » Je lui demande s'il fait référence à ce qui s'est passé lors de la consultation avec le médecin. « Oui ! Le Dr T. m'a dit qu'il fallait faire une intervention pour me prendre à nouveau un morceau de muscle pour faire une biopsie ! Déjà, je n'ai pas beaucoup de muscles ! Si en plus je me laisse prendre encore un morceau… – Ailleurs, cela arrive-t-il qu'on te prenne les choses ? – Surtout à la maison avec ma petite sœur. Elle ne veut pas se rendre compte que je suis malade. Que j'ai de plus en plus de mal à marcher, que je suis faible. Elle veut tout ce que j'ai. Même mon scooter électrique que je viens d'avoir, elle le veut ! »

Cet entretien a permis à Mathias d'évoquer son inquiétude et de déployer le sentiment d'injustice qui l'habite : un médecin veut lui prendre un morceau de muscle et sa sœur convoite le peu qui lui est donné du fait de la maladie, son nouveau scooter électrique qui lui sert de fauteuil roulant. Une situation qui montre clairement combien l'enfant malade a besoin qu'on reconnaisse sa maladie. Or les parents ont bien du mal à en parler à la fratrie…

À la fin de l'entretien, nous évoquons, en présence de Mathias et de ses deux parents, la nécessité de rencontrer sa petite sœur. À ma question : « Que sait la sœur de Mathias de la maladie de son frère ? », ils répondent qu'ils n'ont pas encore annoncé la myopathie à leur fille âgée de six ans, qu'ils considèrent comme « trop petite pour comprendre ». Mathias pleure maintenant devant ses parents, mais il est visiblement soulagé : « Elle n'a pas encore compris que si j'ai un scooter, ce n'est pas pour m'amuser mais parce que mes muscles sont fatigués. » Cet exemple montre la rivalité fraternelle ici présentée par Mathias comme une « envie » de sa sœur à son égard. Mais il met aussi en évidence l'importance d'annoncer la maladie aux frères et sœurs, ce qui, comme le note Régine Scelles [1], n'est souvent pas fait. Selon elle, ce non-dit à la fratrie entraîne des conséquences « à chacune des étapes de leur vie : l'entrée à l'école, l'adolescence, le début de la vie amoureuse, le choix du conjoint, le premier enfant ». Une parole adressée à la sœur de Mathias constitue une aide ponctuelle, nécessaire pour lui permettre de comprendre le comportement de ses parents à l'égard de son frère, ses attitudes et les siennes face à lui.

R. Scelles livre une vision très intéressante en affirmant que « les frères et sœurs ne sont pas seulement “victimes” du handicap… Ils parviennent à développer certaines compétences et à sublimer une part de leurs souffrances en utilisant les ressources du groupe familial [2] ». Même dans le cas d'une fratrie dont l'un des enfants est handicapé, la rivalité, nécessaire, est constructive lorsque les parents « n'interviennent pas trop et laissent les enfants exprimer de l'agressivité, souple et structurante, à travers le jeu [3] ».

### *Le jeu des trois chaises*

Pour accompagner l'enfant dans ses interrogations sur sa maladie et faire en sorte que ses questions

1. Scelles R., « Les frères et les sœurs et la non-annonce du handicap », *Pratiques psychol.*, 1998 ; 2, p. 83-91.
2. Scelles R., « Famille et handicap : prendre en compte des spécificités du trauma de chacun », art. cit.
3. *Op. cit.*

émergent, j'ai créé le « jeu des trois chaises[1] ». Je remplace les chaises par trois cartes si l'enfant ne peut pas bouger facilement ou si le bureau de consultation est trop étroit pour contenir de petites chaises.

Je montre à l'enfant les trois chaises, dont chacune a une fonction précise : l'une est la chaise des questions avec réponses ; la deuxième celle des questions sans réponses et la troisième accueille les peurs et les cauchemars. L'enfant est libre de choisir la chaise où il veut s'asseoir, signifiant ainsi le thème qu'il veut aborder. Je lui indique que la question peut concerner la maladie, mais aussi tout autre domaine de sa vie. Ensuite je lui explique en quoi consiste le jeu.

• *La chaise des questions avec réponses*. L'enfant peut poser une question dont il attend une réponse. Mais je fais trois remarques : de nombreuses questions n'ont pas de réponse ; il m'arrive de ne pas connaître la réponse, auquel cas je pourrai demander de l'aide à quelqu'un d'autre ; jouer aux questions avec réponses peut demander du temps car, dans certains cas, on n'arrive pas à trouver en une seule fois la réponse appropriée. L'enfant peut poser tout type de questions qui concernent sa maladie, mais pas seulement. Pour lui, c'est une occasion de dire où il en est dans ses connaissances, sa curiosité, son envie de savoir et de comprendre. La réponse n'est pas immédiate et fermée, mais consiste plutôt en un dialogue pour l'aider à répondre par lui-même, avec ses propres connaissances. Lorsque la question posée concerne le domaine médical et son avenir, je propose de reprendre la question avec son médecin et ses parents s'il le souhaite. Bien que l'objectif soit celui du partage des

1. Gargiulo M., « L'annonce postnatale du handicap, Maladies neuromusculaires : l'annonce faite à l'enfant », *in* Denormandie P., Hirsch E.C., *L'Annonce anténatale et postnatale du handicap*, *op. cit.*

interrogations, le jeu peut aussi permettre de mieux savoir ce dont l'enfant a besoin comme information objective.

Ainsi, Pierre, âgé de six ans, voulut jouer aux questions avec réponses. Il demanda ce qui se passerait s'il décidait de ne plus jamais porter ses atelles de nuit : « Mes parents disent que je suis obligé. Ils veulent me les mettre, et je ne veux pas... Je pleure, ils se fâchent... » Il expliqua que son père les lui mettait quand il dormait, mais qu'il appelait ses parents au milieu de la nuit pour qu'ils les enlèvent. Je lui ai demandé : « Tu as peur de les mettre, et tu as peur de les enlever ? – Oui, quand je les ai, ça me fait peur, je n'arrive pas à bouger. Mais j'ai peur aussi de ne plus les mettre : qu'est-ce qui se passera pour moi ? »

Le jeu a permis de comprendre que Pierre avait besoin d'explications sur les atelles, car il ne savait pas bien à quoi elles servaient en réalité. Ses parents lui disaient qu'elles servaient à aller mieux. Lorsque je les ai rencontrés, ils m'ont appris qu'au début, ils disaient à leur fils que, grâce à elles, il irait mieux progressivement et aurait plus de forces dans ses jambes. Ce qui n'était pas si vrai... Aussi Pierre s'était-il dit que ces atèles ne servaient à rien puisque rien ne se passait dans ses jambes. Il avait même fini par croire que c'étaient peut-être ses jambes qui n'étaient pas assez bien pour les atelles puisque, avec lui, ça « ne marchait pas »... Le jeu des trois chaises lui a permis de poser une question qui le préoccupait et de trouver une réponse plus claire en échange. Maintenant, il sait que les atelles de nuit ne l'aideront pas aller mieux mais à éviter des rétractions qui pourraient le gêner plus tard. Cette mise en mots de la difficulté et le rétablissement d'un discours plus clair ont permis aux parents de se sentir plus apaisés au moment de mettre les atelles et à Pierre de les accepter.

• *La chaise des questions sans réponses*. L'enfant pose une question mais il ne veut pas avoir la réponse. Je précise que sur cette chaise on pose une question, mais ce qui compte c'est le plaisir de poser la question sans attendre une réponse.

C'est la chaise que choisit Marie, sept ans, atteinte d'une myopathie congénitale. Son corps est mince et son visage allongé. Elle souffre d'être rejetée par ses camarades à l'école. Elle demande en ma présence : « Est-ce que je vais me marier un jour ? Est-ce que quelqu'un va m'aimer comme je suis ? » C'est bien à moi qu'elle adresse cette question dont elle n'attend pas de réponse. Elle souhaite non seulement s'entendre poser la question, mais également me faire partager le fait qu'elle se la pose et que cela l'inquiète. Je ne réponds pas, comme convenu, mais je l'encourage à en parler davantage si elle le souhaite, car sa question traduit une préoccupation. C'est ainsi qu'elle évoque une situation survenue dans la cour d'école. Une petite fille de sa classe lui a dit : « Tu n'auras pas d'enfant parce que personne ne t'aimera avec la tête que tu as. On dirait qu'un camion t'est passé dessus. » Après un temps de silence, je la relance : « Lorsque tu as choisi la chaise des questions sans réponses, tu voulais savoir ce que ta question faisait à l'autre. Que me fait-elle à moi ? Quel regard je porte sur toi en t'entendant poser une telle question ? » Marie acquiesce.

L'enfant pose parfois une question et ne veut pas une réponse immédiate ou verbale, mais simplement sentir ce que la question produit chez l'autre. Sentir qu'il n'est pas seul dans son questionnement. L'enfant a souvent besoin de poser une question à quelqu'un qui ne peut pas répondre de manière directe et rapide. Par exemple, il posera une question médicale à l'assistante sociale, qui ne pourra pas répondre de manière médicale, mais pourra le soutenir par son regard et sa présence dans son questionnement. Ce temps de latence entre la question de l'enfant et la réponse de l'adulte est important à considérer.

Le jeu des trois chaises révèle combien il est essentiel, lorsqu'un enfant pose une question, de vérifier avec lui s'il veut une réponse ou non. Cela peut se faire par une relance ou une reformulation : « Et toi, qu'est-ce que tu penses à ce sujet ? » Par ailleurs, la question confronte souvent l'adulte à son impossibilité de répondre. Ce qui compte dans ces situations, c'est de valoriser la question de l'enfant en lui signifiant combien sa question est précieuse, mais que nous n'avons pas de réponse. Mieux vaut ne pas répondre à un enfant lorsqu'on se sent mal à l'aise face à sa question ; il est préférable de dire : « Ta question est très importante, si importante que je voudrais bien réfléchir avant de te répondre. » Ou encore : « Je vais demander de l'aide à untel pour pouvoir te répondre clairement. »

• *La chaise des peurs et des cauchemars*. L'enfant qui choisit cette chaise souhaite parler de ses peurs et des cauchemars qui le hantent, ce qui est souvent le cas.

Tout au long du jeu, l'enfant peut passer d'une chaise ou d'une carte à l'autre, mais souvent une seule chaise lui suffit pour manifester les préoccupations qui l'habitent. Ce jeu a une grande valeur cathartique car il permet à l'enfant d'exprimer ses interrogations à propos de sa vie et de mieux apprécier ce qu'il veut réellement savoir ou ne pas savoir sur sa maladie.

## Comment parler à l'enfant ?

Avec Martine Frischmann, psychologue conseil de l'Association française contre les myopathies, et le Pr Philippe Mazet, pédopsychiatre, nous avons fait une relecture d'une lettre ouverte écrite par Sigmund

Freud[1] au Dr Fürst en 1907 sur la façon de parler de la sexualité aux enfants, en rapport avec la révélation du diagnostic à l'enfant lui-même. Il nous a semblé qu'il existait un parallèle très riche d'enseignement entre la difficulté de parler aux enfants de leur maladie et celle de leur parler de la sexualité[2].

Doit-on donner des explications sur la vie sexuelle aux enfants ? À quel âge ? De quelle manière ? Qui doit le faire ? se demande Freud. Doit-on donner des explications à l'enfant sur la maladie dont il souffre ? À quel âge l'enfant est-il prêt à les entendre ? Comment lui en parler et qui doit le faire ?

Sur la première question, Freud est intransigeant : « Je ne peux concevoir que le premier point puisse faire l'objet d'une diversité d'opinions », dit-il. Cacher aux enfants, ne pas dire pourrait les conduire à considérer plus tard tout ce qui touche au sexuel comme quelque chose « de vil et d'abominable » dont les parents et d'autres adultes ont préféré les maintenir éloignés. Nous avons suivi un raisonnement analogue concernant la maladie : priver un enfant d'informations peut inhiber sa curiosité, son envie de comprendre, en imprimant sur la maladie un aspect honteux. Si le silence règne, l'enfant peut croire, comme lorsqu'il est privé d'explications sur la sexualité, que l'événement « ma maladie » est une affaire dont il ne faut pas parler, à laquelle il ne faut pas penser. Cette attitude peut susciter honte et culpabilité chez le « petit chercheur » en

1. Freud S., « Les explications sexuelles données aux enfants, Lettre ouverte au Dr M. Fürst », *La Vie sexuelle* (1907), 9e éd., PUF, 1992.

2. Gargiulo M., Mazet P., Frischmann M., « L'annonce du diagnostic à l'enfant : à propos de sa quête de savoir », 7e colloque de médecine et psychanalyse, *Violence de l'annonce, violence du dire*, Paris, 15-16 janvier 2005, *Études freudiennes*, Société de médecine et psychanalyse-Centre de recherches « Psychanalyse et Médecine », 2005.

quête de savoir, mais aussi entraîner une méfiance à l'égard des adultes. Freud insiste : « Je ne crois pas qu'il y ait une seule bonne raison pour refuser aux enfants les explications qu'exige leur soif de savoir. »

La deuxième question qu'il se pose est : « Pourquoi cacher ? » En tentant d'analyser quels peuvent être les motifs d'une telle « cachotterie » du côté des adultes, il conclut qu'il peut s'agir de pruderie, de mauvaise conscience ou de certaines ignorances théoriques que « l'on pourrait combattre en donnant aux adultes quelques explications ». Pourquoi cacher la maladie à l'enfant ? Nous avons déjà évoqué plus haut certains des arguments donnés par les parents. Aucun argument n'est soutenable à terme quand on sait que, sans mots, la possibilité d'élaboration et de symbolisation sera appauvrie.

Lorsque Sigmund Freud se demande à quel âge il faut informer les enfants, il relève que « l'intérêt intellectuel de l'enfant pour les énigmes de la vie sexuelle, sa soif de savoir sexuel se manifestent en effet, même à un âge étonnamment précoce ». De même, l'enfant est très tôt apte à comprendre des explications concernant sa maladie et les contraintes qu'elle lui impose. Par ses interrogations, il donne lui-même la mesure de ce qu'il veut savoir.

Freud note aussi qu'il faut procéder étape par étape, selon l'âge de l'enfant, et de manière progressive, car parler « à moitié » ou au soi-disant « bon moment » en termes cérémonieux et emphatiques « n'est pas la bonne méthode ». Qui doit le faire ? Selon Freud, les parents ne seraient pas les mieux placés pour donner des explications sur la vie sexuelle aux enfants : « Je préférerais que les parents ne se chargent pas du tout de ces explications. » Cette prise de position invite à une réflexion sur le rôle éducatif que pourrait avoir le médecin, tant vis-à-vis des enfants que des parents, pour parler de la maladie. Cependant, bien que l'annonce du diagnostic à l'enfant revienne au médecin, d'après notre expérience, l'enfant doit pouvoir échanger avec ses parents au moment où il en a besoin, et le plus librement possible. Les parents ont là un rôle très important à jouer. Leurs attitudes conscientes et inconscientes vont en effet peser sur la manière dont l'enfant pourra s'autoriser à penser ce qui lui arrive et le mettre en mots.

Au début de la maladie, l'enfant ne demande pas seulement à être informé, mais aussi à sentir qu'il n'est pas seul devant ses questions et ses difficultés. Une parole des médecins en sa direction est toujours souhaitable, même s'il est tout petit. Emmanuel Hirsch note que « tenter, comme on y prétend, de lui épargner une trop forte confrontation avec la maladie et ses représentations, c'est privilégier une option parmi d'autres qui nécessiterait pour le moins d'être justifiée[1] ». En milieu hospitalier, le dialogue entre le médecin et l'enfant autorise celui-ci à penser que la maladie est un sujet dont on peut parler. Des questions simples aident à nouer le dialogue : « Sais-tu pourquoi tu viens à l'hôpital ? », « Connais-tu le nom de ta maladie ? », « As-tu des questions ? », « Comment vis-tu cette situation ? », « Qu'est-ce qui est le plus difficile pour toi dans la maladie ? ». Quant aux parents, en fonction de l'âge de l'enfant, il leur faudra reformuler certaines explications notamment lors de la naissance d'un frère ou d'une sœur, ou à l'adolescence. En effet, au fur et à mesure que l'enfant grandira, il sera confronté à de nouvelles questions. À l'adolescence les questions sur la sexualité, sur l'amour, l'indépendance vont devenir une priorité, mais le jeune peut avoir besoin d'aborder tout ceci avec d'autres personnes que ses parents.

1. Hirsch E.C., « Quelques repères pour une éthique de la communication et de l'information en pédiatrie », *La Lettre de l'Espace éthique AP-HP*, 2000, 12-13-14, p. 55.

L'annonce de la maladie à l'enfant peut être imaginée comme une interaction faite de questions et de réponses, mais en respectant aussi les questions qui n'appellent pas de réponse immédiate, en évitant de lui asséner des affirmations qui ferment le dialogue.

L'annonce à l'enfant serait alors moins un acte chargé de violence qu'une possibilité de libérer une pensée, de la partager, de la co-créer. Si la soif de savoir est immense chez l'enfant, le médecin peut se reconnaître comme se questionnant aussi. Partir des représentations de l'enfant et lui ouvrir un espace pour s'interroger est une façon de reconnaître sa subjectivité, ce qui lui est nécessaire. Dans la rencontre entre l'enfant et le médecin, le but premier n'est pas de livrer une information neutre, uniquement médicale ou scientifique, mais de se livrer à un partage de questions et d'informations, d'émotions aussi. Ainsi, l'enfant est reconnu comme « travaillé par » et en même temps « travaillant » le sens de sa maladie.

# 6
# Parler à l'enfant de la maladie de son parent

> « Nous n'existons que parce que nous sommes reliés aux autres par la parole. »
>
> F. Dolto

Pour un enfant, avoir un père ou une mère atteint d'une maladie génétique soulève des problèmes spécifiques, variables selon la maladie et son mode de transmission, l'âge du parent, l'âge de début de la maladie, l'organe atteint – la maladie peut affecter le corps seulement, ou le corps et l'esprit, comme dans bien des maladies neurogénétiques.

Dans le cas particulier des maladies dominantes, l'enfant sera confronté à l'angoisse d'être lui-même porteur de la maladie de son parent, d'en avoir hérité le gène. Certains enfants ne savent pas qu'il existe une maladie génétique dans leur famille et un risque pour eux-mêmes. Mais d'autres peuvent être parfaitement au courant, alors que personne ne leur en a parlé directement.

Lorsque la maladie évolue, le parent malade peut perdre progressivement la capacité de s'occuper de l'enfant. Il peut devenir dépendant à cause d'un handicap physique, ou irritable et très nerveux en raison de sa maladie. Il est fondamental que l'enfant puisse comprendre les raisons de ces changements, faute de quoi un sentiment de culpabilité peut apparaître et provoquer souffrances et problèmes psychologiques.

## Les risques du non-dit

Les enfants ont besoin de se sentir protégés par leurs parents, or lorsque ces derniers tombent malades, ils les sentent vulnérables, ce qui les inquiètent. L'absence de mots, d'explications peut devenir source d'un mal-être important. L'enfant risque de se sentir responsable de ce qui arrive au parent malade. Ce processus est le résultat de la pensée magique propre à cette période de la vie : les enfants peuvent penser qu'ils sont à l'origine de la maladie de leur parent, tout simplement parce qu'un jour ils ont ressenti de la haine envers lui, à cause d'une punition vécue comme injuste, par exemple.

Lucas, six ans, est ainsi convaincu que sa mère est malade à cause de lui. Il pense qu'à sa naissance, il a laissé quelque chose de « mauvais » dans son ventre, responsable de l'ataxie cérébelleuse qui déséquilibre sa marche et trouble son élocution. Cette théorie personnelle sur l'origine de la maladie de sa mère est devenue pour lui un poids lourd à porter. Ses terreurs nocturnes en témoignent.

De fait, la mère de Lucas n'a pas encore expliqué à son fils qu'elle n'a pas « attrapé » sa maladie à sa naissance, mais qu'elle l'a héritée de son père, qui en est mort quelques années plus tôt. Dire à son fils qu'elle a la même maladie que son grand-père, c'est pour elle comme lui dire : « Moi aussi je vais mourir, et toi aussi, peut-être, plus tard. » C'est de « ça » qu'elle veut le prémunir.

Selon Isabelle Moley-Massol[1], « beaucoup de parents, souhaitant protéger leurs enfants de l'angoisse

1. Médecin psychanalyste et psycho-oncologue, auteur de plu-

de la maladie qui les touche, préfèrent la taire, s'imaginant ainsi qu'ils tiennent leurs enfants à distance de leur propre souffrance. C'est tout l'inverse qui se produit. Les enfants ressentent avec une très grande acuité l'angoisse de leurs parents. L'absence de mots, d'explications renforce l'angoisse des enfants, car ce qu'ils imaginent est toujours pire que la réalité elle-même, aussi difficile soit-elle ».

Quel que soit son âge, l'enfant est très sensible au silence, au non-verbal. Il perçoit ce qui ne peut pas être formulé avec des mots appropriés et cette perception réveille des fantasmes liés à l'événement tenu secret. Ce qu'il va imaginer autour du silence peut être extrêmement nuisible pour lui. Le non-dit, censé le protéger, va au contraire augmenter sa peine, parfois silencieuse elle aussi. Il risque de se sentir exclu et rejeté par les adultes lorsqu'une information ne lui est pas livrée, alors qu'elle est partagée en secret avec d'autres.

## QUAND L'ENFANT EXPRIME LE MALAISE FAMILIAL

À l'époque du diagnostic, M. et Mme T. ont pris le parti de ne rien dire à leurs deux filles âgées de dix et treize ans. M. T. est atteint d'une ataxie cérébelleuse. Cet homme d'affaires a été un père et un mari souvent absent de la maison. Lorsque sa maladie s'est déclarée, il a commencé à présenter des troubles de l'équilibre et une difficulté à parler normalement. Très vite, son milieu professionnel s'est montré implacable et il a cessé de travailler à l'âge de trente-neuf ans, épuisé d'avoir dû dissimuler ses problèmes à un environnement qui ne lui a même pas laissé le temps de s'y adapter. Du jour au lendemain, il se retrouve à la maison, ne

sieurs ouvrages sur l'annonce du diagnostic. Haute Autorité de santé, *Annoncer une mauvaise nouvelle*, *op. cit.*

travaille plus, ne travaillera plus, car la maladie avance. Le père « jamais là » est devenu un père « toujours là », ce qui surprend beaucoup ses filles. En accord avec sa femme, Claudie et Marine n'ont pas été informées des raisons pour lesquelles leur père a arrêté de travailler. Les parents ont trouvé une vague justification pour expliquer la situation : « Votre père est surmené ! »

Lorsque je vois M. T. et sa femme en entretien, ils m'affirment que leurs filles « ne savent rien de la maladie. Elles ne savent pas non plus que la maladie de leur père est la même que celle dont souffre leur grand-mère ».

Depuis le diagnostic, deux ans plus tôt, la situation est la même : ils n'arrivent pas à parler, alors que la réalité est là, sous les yeux de leurs filles : un père de quarante et un ans qui ne travaille plus, qui a des problèmes d'équilibre, trébuche souvent. Il ressemble de moins en moins à ce qu'il a été, mais de plus en plus à leur grand-mère, avec sa difficulté à marcher droit, qu'il dissimule, et sa voix nasillarde, qui leur rappelle tant la voix de leur mamie.

Lors de notre dernier entretien, Mme T. aborde le problème de Claudie, sa fille aînée. Elles se sont violemment disputées à cause d'une mauvaise note en histoire, incompréhensible pour Mme T. : Claudie est d'ordinaire une excellente élève. Cet événement a pris beaucoup d'ampleur car depuis un certain temps Claudie a changé de comportement, elle ne travaille plus comme avant.

Je demande au couple s'il pense qu'il y a un lien entre cette dispute et la maladie. Je leur propose d'imaginer ce que leur fille peut ressentir face à tous ces événements sans explications, sans liens les uns avec les autres. Nous concluons notre entretien en disant que Claudie est confrontée à une réalité incohérente, avec des trous dans le récit familial. Elle est donc dans l'impossibilité de comprendre l'histoire d'une manière générale et son histoire en particulier. Je demande aux parents de réfléchir à l'idée que, devant le silence qui entoure la maladie de leur père, leur fille ressent une déliaison, une incohérence angoissante, plus qu'une protection…

Le couple T. persiste à croire que ses filles ne s'interrogent pas sur le fait que leur père reste à la maison, marche mal et ne travaille plus depuis longtemps. Les parents trouvent inutile de parler. Leurs filles ne posent pas de questions à ce sujet, ils en déduisent qu'elles ne veulent pas en savoir plus.

En effet, dire aux filles que leur père est atteint de la même maladie que leur grand-mère va sans doute les amener à se poser des questions : « Et nous ? Est-ce que nous pouvons être atteintes aussi ? » Pour les parents, cette idée est impossible à envisager : « Nous ne voulons pas gâcher leur enfance ! »

Tout bascule lorsque Claudie fait céder le barrage, en traduisant bien malgré elle la souffrance d'une famille enfermée dans le non-dit. Comme bien souvent dans les familles, l'un des membres devient l'émergent ou le porte-parole de la souffrance des autres : il est celui par qui le problème va se révéler et se fera entendre.

Un jour, les parents reçoivent un appel de l'infirmière scolaire leur demandant de venir chercher leur fille. Là, ils découvrent que Claudie se sent très affaiblie depuis des mois. Elle a eu des malaises à la sortie de l'école ou chez des copines, mais elle a supplié tout le monde de ne rien dire à ses parents. Quand ces derniers lui demandent pourquoi elle ne leur a rien dit, elle leur répond : « Toi, papa, tu es malade et tu ne veux pas en parler. »

En voulant protéger leur fille, ils lui ont transmis un mandat : quand on va mal, on n'en parle pas ! Quand on n'est pas bien, on occulte, on se cache, on ne le partage pas en famille. On se tait et on dissimule.

M. et Mme T. viennent en consultation la semaine suivante. Mme T. dit sentir encore une inquiétude l'envahir lorsqu'elle pense à ce que leur fille leur a dit, à ce qu'elle a enduré seule sans pouvoir le partager avec eux. « Ma fille souffrait... elle nous l'a caché ! Le pire, c'est que je ne peux même pas le lui reprocher. Nous avons fait la même chose, elle n'a fait que suivre notre exemple ! » M. T., quant à lui, se sent soulagé : « J'ai l'impression que maintenant cela sera plus facile pour tout le monde. » À travers la difficulté exprimée par leur fille, les parents ont compris que chacun s'était emmuré dans un silence pesant, ce qui est souvent le cas dans les familles où l'on a peur de parler de réalités douloureuses.

## Les raisons de se taire

Une très grande majorité de parents réagissent comme M. et Mme T. Ils pensent protéger leurs enfants en leur cachant une vérité qu'ils jugent trop difficile à supporter pour eux. Ils voudraient pouvoir préserver leur insouciance. Lors des consultations, je suis toujours surprise de constater que, pour nombre d'entre eux, ce n'est jamais le bon moment de parler de la maladie génétique à leurs enfants. Comme s'ils essayaient de protéger l'enfant qui vit en eux et qu'ils voudraient tant pouvoir préserver du malheur : « Il est trop jeune », « Il est trop sensible », « Il est trop fragile », « Il doit passer son bac », « Il est en train d'écrire sa thèse », « Il va se marier », « Il va avoir des enfants », « Sa femme n'acceptera pas ! »...

Pour un enfant, il est important d'apprendre à faire face aux épreuves. La vie est jalonnée de situations difficiles. Il pourra mieux les affronter si ses parents lui ont permis de développer un sentiment de confiance en soi, en sa capacité à les surmonter. Les parents souhaitent toujours éviter la souffrance à leurs enfants, mais tout ce qui fait mal n'est pas toujours destructeur.

Ce que la révélation d'une maladie génétique dans la famille met à l'épreuve, c'est le capital narcissique que l'enfant a pu consolider tout au long de sa vie.

Pour les parents, révéler la maladie, qui en plus peut menacer l'enfant, constitue une véritable blessure narcissique. Comme si l'énoncé de cette réalité, qui concerne toute la constellation familiale, portait atteinte à l'image de soi, la dévalorisait. Certains le vivent comme l'aveu d'une faille, d'une faute, d'une tache noire dans la famille. Aucun parent ne souhaite dire cela à son enfant. Pourtant, tôt ou tard, il faudra en parler.

Certains préfèrent garder ce lourd secret et le cacher jusqu'à ce que la vérité éclate, quand un bébé naît avec la maladie, ou qu'un enfant déclare la maladie si bien cachée. « Je préfère courir ce risque, dit une femme dont le fils va se marier dans trois mois. Je préfère qu'il m'en veuille toute sa vie ! Mais je ne veux pas prendre le risque de gâcher son mariage... » Un homme, qui n'a pas encore pu dire à son fils que sa mère était décédée d'une maladie génétique, s'interroge : « Comment ne rien dire à mon fils sur le risque génétique, alors qu'il est en âge de procréer et qu'il pourrait prendre des mesures pour ne pas transmettre la maladie à sa descendance ? Mais comment savoir si sa vie ne sera pas détruite par cette information ? Me jugera-t-il plus tard pour ce mensonge protecteur ? »

Comme on l'imagine, le parti pris de dire ou de ne pas dire aura des conséquences durables dans la relation entre enfants et parents.

## À L'ADOLESCENCE

Les adolescents éprouvent le besoin naturel de trouver leur propre identité, de passer de la dépendance à l'indépendance, de l'autorité et du contrôle des parents à l'autonomie et à la maîtrise de soi. Dans cette période si particulière, la découverte de la maladie de l'un des parents est très difficile à vivre.

À l'adolescence, les rôles évoluent au sein de la famille. Mais lorsque la maladie atteint l'un des parents, la relation parents-enfant peut s'inverser brutalement, l'adolescent étant confronté à de plus lourdes responsabilités que la plupart des jeunes de son âge. Contraint de devenir un soutien pour le parent malade, il peut adopter un rôle parental vis-à-vis de lui. Lorsqu'il est l'aîné d'une fratrie, il soutiendra parfois ses jeunes frères et sœurs, mais aussi le parent qui se retrouve seul pour tout prendre en charge. Il aidera le père dans les tâches ménagères si la mère est malade, par exemple, ou s'occupera du parent malade au retour de l'école.

À dix-sept ans, Paul vit seul avec son père et sa mère, atteinte d'une maladie de Steinert. Il est en terminale mais il n'arrive plus à mener à bien son travail scolaire comme auparavant. Sa mère ne peut plus assumer les tâches ménagères, elle est de plus en plus dépendante. Son père travaille toute la journée. Alors c'est Paul qui doit tout prendre en charge à la maison. De plus, il souffre de voir sa mère se dégrader. « J'ai envie de partir parfois loin, très loin... Mais je ne peux pas... Qui va s'occuper de maman si je m'en vais ? » Paul est tiraillé entre deux mouvements contradictoires vis-à-vis de sa mère : le désir de la protéger et de prendre soin d'elle et l'envie de partir, de tout abandonner, de rejeter une situation qui le déborde.

D'autres jeunes sont loin d'adopter une attitude protectrice et se montrent agressifs, défiant l'autorité du parent malade qu'ils dévalorisent. Les conflits peuvent devenir constants dans un climat de tension permanente. Un sentiment d'insécurité, d'impuissance et d'isolement pèse sur chaque membre de la famille. La maladie du parent s'infiltre dans la vie familiale, altérant les places et les rôles symboliques de chacun.

## *Des bouleversements difficiles à vivre*

• Les parents se sentent meurtris par ce qui leur arrive. Ils sont dans le déni ou la sidération devant le traumatisme que constitue la découverte d'une maladie génétique.

• Le conjoint non malade est épuisé, il n'est plus celui avec qui l'on pouvait rire, partager le quotidien et échanger librement. Il est souvent submergé par les contraintes : continuer à travailler, subvenir aux besoins, s'occuper de la maison, des courses, des enfants, de son conjoint malade...

• La maison n'est plus ce lieu où l'on vient se reposer, mais un lieu de tension, de solitude et d'exigence. La vie sociale est pénalisée : les sorties deviennent de plus en plus rares. Le jeune n'ose plus inviter ses amis à la maison car il a peur de leur réaction face à l'image du parent malade.

Les adultes n'étant plus disponibles, les adolescents risquent de s'isoler à leur tour, estimant qu'ils ne doivent pas causer plus de soucis à leurs parents éprouvés. Paul, convaincu qu'il faut protéger les adultes, déclare, au risque de s'oublier lui-même : « Je dois aussi protéger mon père, car si quelque chose lui arrivait à lui, je serais complètement perdu dans la vie. »

## *Des repères pour traverser l'épreuve*

Pour lui permettre de traverser l'épreuve, l'adolescent a besoin de quelques repères solides sur lesquels s'appuyer :

• Être informé régulièrement de la maladie et de son évolution. Un rendez-vous avec le médecin spécialiste peut être utile, pour obtenir des explications, parler de l'état du parent et poser les questions qui le préoccupent.

• Avoir une relation d'étayage avec un adulte qui lui servira de support moral. Même si l'adolescent se montre mûr et très efficace dans sa capacité à gérer la maladie du parent atteint, il ne faut pas oublier qu'il s'agit d'un jeune en formation et qu'il a lui-même besoin de trouver du soutien auprès des adultes.

• Ne pas abandonner le travail scolaire pour s'occuper du parent malade. Il est important de garder un temps et un espace pour soi, pour les études et les amitiés, les activités extrascolaires, le sport, la musique...

• Se sentir aimé par le parent malade. Quelle que soit sa pathologie. Quel que soit son handicap, son fils ou sa fille a besoin de sa tendresse et de se savoir aimé de lui.

## Parler

### *À tous les enfants ou avec chacun individuellement ?*

Les parents devront déterminer leur manière de procéder : parler à tous les enfants de la fratrie en même temps ou leur parler un par un ? Cela dépend de différents facteurs.

Certains préféreront parler en présence de tous les enfants, pour la simple raison que les uns profiteront des réactions des autres et se sentiront moins seuls devant la nouvelle. Mais certains enfants ont des rapports de soumission ou de domination avec leurs frères et sœurs ; alors, la fratrie ne leur offrira pas la protection, le partage dont ils ont besoin, ils ne se sentiront pas « contenus ». Dans ces conditions, mieux vaut leur parler seul à seul.

L'âge des enfants est important : dans certaines fratries, la différence d'âge entre l'aîné et le cadet impose une information plus personnalisée. En somme, chaque famille a sa manière de fonctionner et les parents sont compétents pour choisir la meilleure démarche à suivre en fonction de la connaissance qu'ils ont de leurs enfants et de leur manière de réagir devant les épreuves.

## *À quel âge ?*

Il n'y a pas de « bon âge » pour parler avec un enfant, mais une manière de lui parler selon son âge. Parler avec des mots simples, pas techniques, adaptés à sa maturité – par exemple, ne pas lui parler comme à un petit enfant s'il a quinze ans.

Le moment dépend des particularités familiales, du mode de communication et de la capacité de l'enfant à écouter et à assimiler l'information. Après l'avoir entendue, il aura besoin d'approfondir progressivement ses connaissances. L'information ne se fait pas en une fois, elle doit se répéter dans le temps par des discussions avec l'enfant qui permettent de savoir ce que la révélation a provoqué en lui et comment il l'intègre. Mais l'enfant souhaite souvent ne pas évoquer ces sujets tous les jours, ce qu'il faut respecter, sans l'interroger systématiquement pour savoir ce qu'il ressent.

Certains parents ne se sentent pas préparés à parler. Ils peuvent demander à un autre membre de la famille proche des enfants d'être à leurs côtés. Un médecin, un psychologue, un conseiller en génétique peuvent aussi l'aider à affronter ce moment. En tout cas, il faut se préparer et ne pas hésiter à demander de l'aide.

## *Comment ?*

L'enfant et l'adolescent ont besoin d'entendre une information claire sur ce qui arrive dans sa famille, mais selon leur âge et leurs capacités. Il ne s'agit pas de « tout dire », mais d'adapter l'information à ses besoins, à ce moment précis de sa vie. La discussion peut s'organiser en trois temps : on demande à l'enfant ce qu'il sait déjà, ce qu'il pense et ressent ; on lui propose de poser des questions pour être guidé sur la qualité et la quantité d'informations dont il a besoin ; on dit les choses avec douceur et authenticité.

Le mensonge peut abîmer l'image de l'adulte dont l'enfant a besoin pour se construire. Sans cette confiance, l'enfant peut se sentir trahi.

Il est très important que les parents prennent du temps pour parler à leurs enfants. Même si ces derniers posent les questions les plus fondamentales dans les situations les moins appropriées : au moment de descendre de la voiture lorsqu'on les conduit à une activité, devant une voisine, pendant qu'on se coiffe le matin dans la salle de bains. Il convient dans ces moments de valoriser la question de l'enfant, même si l'on ne peut pas lui répondre sur le moment.

### *Les questions qui font peur*

Les questions que les parents redoutent concernent le risque que court l'enfant lui-même. L'expérience démontre qu'il commencera à s'interroger seulement lorsqu'il verra que l'un de ses parents est malade, encore plus si d'autres apparentés sont également atteints et qu'il a observé les signes de la maladie chez un oncle et chez son grand-père. À ce moment-là, il est important de parler et de nommer la maladie du parent. Par exemple, on peut dire à un enfant de dix ans : « Papa est malade et il a fait une prise de sang pour connaître le nom de sa maladie. » Il peut se contenter de cette information sans vouloir aller plus loin ; dans ce cas, mieux vaut en rester là pour le moment. Vous saurez si vous devez poursuivre vos explications s'il vous demande : « Il a la même maladie que mamie ? » Si vous répondez à cette question, l'enfant pourra vous demander : « Alors moi aussi je serai malade comme mamie et comme papa ? »

Il est important de vérifier à ce stade ce que l'enfant sait déjà et ce qu'il veut savoir réellement, en disant par exemple : « Et toi, qu'est-ce que tu sais à propos de cela ? » On pourra être surpris d'entendre ce que l'enfant sait et pense sur la question. Dans d'autres cas, il aura besoin de plus de temps pour intégrer les informations et il conviendra de respecter son rythme à lui – dans ces sujets, il n'est jamais urgent de tout dire en une seule fois.

Si l'enfant dit qu'il est inquiet, il est fondamental de ne pas éviter ses questions : « Oui, il y a un risque que tu sois porteur du gène. » Mais il faut lui dire que peut-être il ne l'est pas, que le risque est de 50 % et que plus tard, quand il sera plus grand, il pourra faire une prise de sang, s'il le souhaite, pour savoir s'il est porteur du gène. Il est important d'expliquer aussi que des médecins cherchent à trouver un médicament pour soigner la maladie : cela lui donnera l'espoir dont il a besoin pour continuer à grandir en se projetant dans l'avenir.

L'expérience clinique montre que ce qui compte pour l'enfant, c'est de sentir qu'il ne sera pas seul devant ses peurs, ses interrogations, si à certains moments elles apparaissent : « Je comprends ce que tu vis. Je serai là à chaque fois que tu auras besoin d'en parler. Je ne sais pas répondre à toutes tes questions, mais nous pouvons aller voir un médecin qui saura te répondre mieux que moi. »

### *Quelques raisons pour parler*

Si vous pensez qu'il faut préserver votre enfant d'une information qui vous concerne vous, votre conjoint, l'un ou plusieurs de membres de votre famille, souvenez-vous que cette protection peut être relative et que le non-dit n'est pas constructif, mais plutôt source d'angoisse et d'inquiétude.

L'enfant donne la température de ce qu'il veut savoir : ne pas dire est nocif, trop dire peut l'être aussi.

L'enfant a la capacité de poser les questions dont il est prêt à recevoir les réponses. Les réponses à ces questions doivent être formulées avec délicatesse, pas à pas, progressivement selon son âge. Engager le dialogue avec l'enfant est une façon de reconnaître sa capacité à comprendre. Parler avec lui de la maladie de son parent est nécessaire et toujours possible.

Pleurer devant un enfant n'est pas un signe de faiblesse, mais il ne faut pas parler à l'enfant de choses si importantes en étant soi-même débordé ou complètement effondré. Mieux vaut attendre le bon moment pour que l'adulte soit un soutien pour l'enfant et non le contraire.

Rappelez-vous que les enfants sentent toujours que quelque chose ne va pas et qu'en l'absence de communication, ils peuvent perdre leur confiance dans les adultes.

Tôt ou tard, les enfants seront confrontés à la réalité de la maladie génétique qui touche leur famille, par un membre de la famille, à l'école dans un cours de biologie ou en regardant la télévision, d'une manière qui pourrait être brutale et sans aucun accompagnement.

La communication dans la famille peut être transformée après avoir partagé une information qui vous empêchait d'être libre et spontané dans les échanges. Vous apprendrez ainsi à vos enfants que lorsqu'un problème se pose, le mieux est de l'affronter. En parlant avec eux, vous leur donnerez une vraie leçon de vie : on n'occulte pas nos problèmes, on les partage et on échange. Être malade n'est pas honteux et il est possible d'en parler en famille.

Il est important de ne pas dédramatiser la situation ou désavouer l'enfant dans ce qu'il peut ressentir. Les « Ne t'inquiète pas ! C'est rien, tu verras ! Ne fais pas autant d'histoires ! » peuvent blesser l'enfant plus profondément que l'information elle-même.

# 7

# Prévenir la famille du risque

## Difficultés et responsabilités

> Avant d'être quelque chose de caché pour les autres, un secret est le fruit d'un colloque singulier avec soi-même, d'une délibération intime. De son issue dépendra le destin du secret : gardien ou bourreau du psychisme.
>
> Pierre Lévy-Soussan

L'examen des caractéristiques génétiques d'une personne n'est pas un diagnostic comme les autres car il touche au patrimoine génétique et implique généralement toute la constellation familiale : il concerne l'intéressé, mais aussi ses cousins et petits-cousins, oncles et tantes, enfin toute personne ayant avec lui un lien de sang. L'information sur le risque génétique peut permettre de préserver une personne d'une affection grave, elle est donc nécessaire, fondamentale, parfois vitale. Apprendre que l'on est porteur du gène d'une maladie génétique et, par là même, que plusieurs personnes de la famille sont concernées par ce risque démultiplie l'angoisse. Comment aider la personne qui consulte à informer les membres de la famille ? Comment la convaincre de la nécessité de le faire, lorsque les liens familiaux sont distendus et qu'elle ne souhaite pas renouer le dialogue ? Comment lui faire sentir que cette information, loin d'être destructrice, peut être utile aux autres ?

## La position du législateur

Pour répondre à ces questions, la loi du 6 août 2004 relative à la bioéthique[1] avait retenu une procédure d'information médicale particulière, appelée : « De l'information médicale à caractère familial. » Cette procédure devait se mettre en route lorsque la personne malade refusait ou se trouvait dans l'impossibilité d'informer ses apparentés en cas de diagnostic d'anomalie génétique grave faisant courir un risque à la famille. Le législateur avait estimé que les membres de la famille d'une personne devaient pouvoir bénéficier de cette information.

Mais cette procédure, considérée comme trop compliquée à mettre en place, a été réexaminée en juillet 2007[2] et sera encore réexaminée en 2010 lors de la révision des lois sur la bioéthique. Il est apparu au conseil d'orientation de l'Agence de biomédecine qu'une procédure d'information faisant intervenir une agence extérieure n'était pas la bonne méthode, et que rien ne pouvait remplacer le colloque singulier entre le clinicien généticien et la personne concernée.

En outre, comment imaginer l'information livrée par l'Agence de biomédecine aux apparentés ? Quelles informations donner pour ne pas briser le secret médical ? Comment les personnes pouvaient-elles réagir à la lecture de la lettre leur apprenant l'existence d'une infor-

1. Art. L 1131-1 de la loi 2004-800 du 6 août 2004 relative à la bioéthique et art. L 1111-2 al. 1 du code de la santé publique.

2. Avis du conseil d'orientation de l'Agence de la biomédecine sur l'information médicale à caractère familial, 6 juillet 2007.

mation médicale délicate ? Que faire si aucun membre de la famille ne reprenait contact après l'envoi ? Fallait-il les relancer ou estimer que leur silence exprimait leur volonté de ne rien savoir ? Enfin, le conseil d'orientation de l'Agence de biomédecine se trouvait devant le problème suivant : si la procédure créée par la loi relative à la bioéthique présuppose que la communication de l'information est bénéfique, l'hypothèse inverse ne doit pas être exclue. Recevoir une information qui n'a pas été demandée et qui porte sur l'existence d'une « information médicale à caractère familial » peut constituer une situation tout aussi traumatisante, en raison de l'inquiétude qu'elle peut faire naître.

C'est avant tout le généticien qui peut informer, expliquer et aussi faire sentir à celui qui consulte la nécessité d'informer d'autres membres de sa famille. Interlocuteurs privilégiés, les conseillers en génétique, profession qui existe depuis 2004 en France, travaillent sous la responsabilité des généticiens. Le psychologue clinicien, associé à la consultation génétique, peut également aider la personne à mieux comprendre les enjeux de l'information et surtout à analyser ce qui peut entraver d'un point de vue psychologique la communication de l'information génétique dans sa famille.

## Les craintes et les croyances

Des familles savent que certains de leurs membres sont malades, mais pensent qu'il s'agit d'une « tare familiale » honteuse, contre laquelle on ne peut rien et que l'on s'évertue à cacher, depuis des générations parfois… Lorsque ces familles découvrent une maladie identifiée, avec un nom et une origine génétique, cette information, loin d'être un drame, peut être l'occasion de prendre en main leur devenir. Le généticien Arnold

Munnich dit à ce sujet : « Appeler le mal par son nom, c'est déjà reconnaître la réalité de son existence, c'est un peu comme rendre son identité à un anonyme[1]. »

C'est le cas d'une femme jeune, ingénieur, appartenant à une très grande famille, qui, apprenant qu'elle est porteuse de la prémutation de l'X fragile[2], se demande s'il ne vaut pas mieux laisser les siens dans l'ignorance, bien que plusieurs femmes soient concernées par cette information. Elle craint qu'elles ne s'effondrent en apprenant le haut risque qui pèse sur elles. Or, connaissant son propre statut, elle pourrait prévenir toutes celles qui sont en âge de procréer et expliquer à celles qui ont eu un problème d'infertilité ou des enfants nés avec un retard mental les raisons médicales de leurs problèmes. Pourtant, elle considère que cette information n'est pas libératrice, mais au contraire déstabilisatrice pour les siens. Elle se demande si elle doit se taire, porter seule le poids de cette vérité, ou la transmettre, au risque de voir toutes les certitudes familiales s'effondrer. En effet, sa famille préfère croire que les problèmes d'infertilité et de retard mental chez les enfants touchent les femmes de la famille qui n'ont pas pu avoir une vie de couple « normale » – les célibataires, les divorcées ou les remariées ! Il lui a juste fallu un peu de temps pour parvenir à dépasser ses craintes au nom du bien commun. Quelques semaines plus tard, la généticienne a vu arriver en consultation des membres de la famille ayant été informés du risque.

1. Munnich A., Glorion C., *La Rage d'espérer, La génétique au quotidien*, Plon, 1999.

2. Il s'agit d'une affection liée à l'X. Le syndrome de l'X fragile est la cause la plus fréquente de retard mental héréditaire. Son incidence est estimée à environ 1/4000 chez les hommes, mais il est également responsable d'un retard mental léger à modéré chez une femme sur sept mille environ.

On observe trois types de comportement chez celles et ceux qui consultent[1] :

• La personne concernée par une maladie génétique comprend l'intérêt de prévenir d'autres membres de sa famille. Elle est convaincue de livrer une information utile aux autres. Elle endosse avec facilité le rôle du messager. Elle demande l'information nécessaire et va à la rencontre des autres pour la diffuser.

• La personne concernée souhaite informer elle-même les membres de sa famille, mais veut être accompagnée par le médecin généticien. Ce dernier et le conseiller en génétique l'aideront en lui donnant un document, par exemple, une lettre type qu'on peut compléter et utiliser comme point de départ pour la communication. Ce support écrit se révèle très précieux, car il ne faut pas oublier qu'expliquer le risque génétique d'une part et bien le comprendre de l'autre ne sont pas tâches faciles. Évidemment, il faut privilégier le contact personnalisé avec chaque personne concernée, mais il ne faut pas oublier que parfois les membres d'une même famille se trouvent dispersés aux quatre coins du pays : un appel téléphonique suivi d'une première lettre d'information se révèle utile pour le consultant.

• Il est heureusement exceptionnel que la personne ne veuille rien dire et rejette toute aide proposée pour informer ses parents. Dans ce cas précis, l'article L 1131 du code de santé publique précise que le médecin doit informer le patient « des risques que son silence ferait courir aux membres de sa famille potentiellement concernés dès lors que des mesures de prévention ou des soins peuvent être proposés à ceux-ci ». Parallèlement, le même article signale que « le fait pour

1. Pellerin P., « Au-delà du diagnostic d'une maladie génétique, la question de l'information de la parentèle », *Ann. pharm. fr.*, 2009, jan., 67 (1), p. 20-4.

le patient de ne pas transmettre l'information relative à son anomalie génétique dans les conditions prévues ne peut servir de fondement à une action en responsabilité à son encontre». D'où l'importance de comprendre les raisons du refus.

Pour le médecin, la tension est extrême entre le devoir de préserver le secret médical et la nécessité d'informer le reste de la famille : « Il éprouve alors le poids du secret médical, lorsque cette information lui semble décisive, en particulier lorsqu'une prévention ou des interventions sont possibles [1]. »

Pour mieux comprendre ces situations et mieux aider les personnes concernées, il faut déterminer ce qui peut faire obstacle à l'information. Les difficultés s'enracinent dans des problématiques familiales souvent complexes, ainsi que sur des secrets et des mensonges soigneusement protégés.

## Une information difficile à transmettre

La situation est très différente si l'on compare les maladies pour lesquelles il n'y a pas de prévention, comme la maladie de Huntington, et celles pour lesquelles il existe un moyen préventif, comme certains types de cancer.

Pour une maladie à révélation tardive et sans prévention, comme la maladie de Huntington, deux enquêtes [2] réalisées dans l'équipe du Dr Alexandra Dürr, neurogénéticienne à la Pitié-Salpêtrière, ont

1. *Ibid.*

2. Evrard I., Lahlou K., Hahn V., Gargiulo M., Feingold J., Dürr A., *Étude sur le devenir après un test présymptomatique de la maladie de Huntington*, 2001 et Gargiulo M., Capecchi T., Lahlou-Laforet K., Evrard I., Feingold J., Dürr A., « Maladie dominante à révélation tardive : l'information du risque dans les familles », 1res assises de génétique humaine et médicale, Marseille, 18-20 janvier 2002.

montré que l'information est difficile à partager en famille. Dans la première enquête, sur cent soixante-six personnes ayant demandé un test présymptomatique de la maladie de Huntington, seulement 27 % avaient comme motivation principale pour faire le test de prévenir leur famille. Dans la deuxième étude, cent quarante-huit personnes concernées par la maladie de Huntington ont été interrogées : vingt-quatre malades, neuf porteurs asymptomatiques, cinquante-cinq personnes à risque, soixante conjoints. À la question « Qui vous a informé du risque de maladie génétique ? », 21 % ont répondu qu'ils avaient été informés par leurs propres parents, 32 % par des médecins, 14 % par d'autres membres de la famille que les parents et 24 % l'avaient compris tout seuls. L'information a été faite à l'âge de trente-deux ans en moyenne pour les personnes ayant répondu au questionnaire.

Ces résultats révèlent que, dans la maladie de Huntington, il est difficile de parler à ses propres enfants, et que l'information se fait assez tard – ce dernier point pouvant aussi s'expliquer par l'apparition tardive de cette pathologie et l'absence de prévention possible. Une autre étude souligne que « l'information sur la maladie de Huntington reste mal connue et peu transmise dans les familles concernées et ceci en dépit du haut risque de transmission à la descendance[1] ».

## Quand l'information est vitale

Dans le domaine du dépistage génétique du cancer, les équipes ont mené une réflexion approfondie sur le

1. Delliaux M., Delval A., Krystkowiak P., Destee A., Defebvre L., Dujardin K., « À propos de la maladie de Huntington : rôles respectifs de la famille et des professionnels de sante dans la transmission de l'information », *Rev. neurol.*, 2008 févr., 164 (2), p. 148-55.

problème de l'information familiale. De nombreuses études ont été consacrées à cette question tant l'information peut se révéler vitale. Prenons le dépistage du cancer colorectal, qui permet lui aussi d'estimer le risque personnel de développer un cancer. Contrairement à la maladie de Huntington, qui ne bénéficie d'aucun traitement, dans ce cancer, le bénéfice médical est concret. Les personnes porteuses de la mutation pourront bénéficier de mesures préventives, d'une surveillance renforcée et d'un dépistage précoce de la maladie.

À partir de son expérience des consultations multidisciplinaires de génétique, en particulier en oncogénétique et dans le domaine des maladies vasculaires rares, K. Lalhou-Laforet[1], psychiatre de liaison à l'hôpital européen Georges-Pompidou, observe que « la transmission de l'information aux apparentés repose sur un compromis entre deux rôles : celui de "porteur de mauvaises nouvelles" d'une part, et celui de "pionnier" d'autre part, qui a dû affronter en premier sinon l'adversité, du moins l'inconnu, afin d'offrir une possibilité de prévention à ses proches ». Selon l'auteur, cette deuxième dimension, par sa connotation positive et altruiste, permet souvent au patient transmetteur de l'information de se dégager de l'image négative associée à l'image d'oiseau de mauvais augure.

C. Roygnan[2] signale que le rôle du messager rend souvent le patient particulièrement vulnérable. Deux

1. Gimenez-Roqueplo A.-P., Lahlou-Laforet K., « Aspects psychologiques du diagnostic génétique des tumeurs endocrines », *Annales d'endocrinologie*, 2005, 66 (3), p. 284-288 ; Lahlou-Laforet K., *Diagnostic génétique en cancérologie : l'exemple du paragangliome*, laboratoire Wyeth, revue en ligne : http://www.DocteurW.com, Éditions scientifiques L&C, 2008.

2. Roygnan C., « Le cancer colorectal en oncogénétique : le cas-index face à la communication à la famille », *Psycho-oncologie*, 2008, 2 (3), p. 146-52.

études[1] sur la prédisposition héréditaire aux cancers familiaux du colon et du cancer du sein et de l'ovaire montrent que la personne qui consulte informe souvent ses frères et sœurs du risque encouru (78-90 %) ainsi que ses enfants (52 %-72 %) et moins ses parents (30-58 %). La diffusion de l'information est plus problématique pour les parents éloignés comme les oncles, tantes, cousins (13 %). Celui qui consulte ne les contacte pas car il pense que d'autres parents se chargeront de les informer à sa place, mais surtout par manque de contact.

C. Roygnan conclut que « la transmission de l'information génétique semble pouvoir être aménagée différemment lorsqu'il existe un partage émotionnel entre les membres de la famille ». Elle observe que la personne qui doit informer a une « double charge » : protéger ses parents contre la maladie ; les protéger aussi contre les répercussions émotionnelles négatives d'une information qui pourra changer leur vie.

Que l'on se trouve dans le cas d'une maladie sans prévention comme la maladie de Huntington ou dans le domaine du cancer, le problème de l'information aux autres membres de la famille fera l'objet des échanges avec les membres de l'équipe de la consultation génétique pour explorer et dépasser ce qui peut entraver la communication.

1. Bonadona V., Saltel P., Desseigne F., Mignotte H., Saurin J.-C., Qing Wang *et al.*, « Cancer patients who experienced diagnostic genetic testing for cancer susceptibility : reactions and behavior after the disclosure of a positive test result », *Cancer Epidemiol. Biomarkers Prev.*, 2002, Jan. ; 11 (1), p. 97-104 et Lasset C., « Programme hospitalier de recherche clinique. Prise en charge des patients cancéreux reconnus porteurs d'une prédisposition héréditaire au cancer du sein ou du colon non polyposique dans la région lyonnaise – Évaluation des conséquences psychosociales et des protocoles de prévention, 1997 », cité par Roygnan C., « Le cancer colorectal en oncogénétique : le cas-index face à la communication à la famille », art. cit.

Il faut noter que « l'ignorance ne va jamais de pair avec la liberté[1] ». Même si l'information est difficile à transmettre et à entendre dans un premier temps, elle permettra à chacun de décider ce qu'il veut faire ou ne pas faire de cette information. Dans certains cas, l'impossibilité ou le refus de prévenir la parentèle de l'existence d'une maladie génétique est à l'origine de grandes catastrophes au sein des familles. L'information n'ayant pas été donnée à temps, certains enfants sont nés avec des handicaps gravissimes, d'autres sont décédés alors que des mesures préventives auraient pu être prises. Tel a été le cas pour une famille ravagée par une maladie liée à l'X[2] dont certaines mutations donnent des comas chez l'adolescent et le jeune adulte, qu'un régime hypoprotidique strict permet d'éviter. L'information médicale n'a pas été transmise au sein de la famille, alors que d'autres membres étaient au courant des risques de cette maladie. Le silence peut ainsi mettre en jeu la vie de personnes qu'un traitement préventif aurait pu sauver.

## DEVENIR CELUI QUI ANNONCE LA MAUVAISE NOUVELLE

Celui qui reçoit une information génétique qui le concerne pourra la transmettre à d'autres membres de sa famille ou se taire, temporairement ou à jamais. Il devient ainsi lui-même un annonceur potentiel. Un

1. « Génétique et médecine », avis du comité consultatif d'éthique n° 46, du 30 octobre 1995.

2. Le déficit en ornithine carbamyl transférase. J'ai eu l'occasion d'entendre le témoignage bouleversant du papa dans un séminaire Pierre Royer organisé par le Pr Arnold Munnich et Stanislas Lyonnet, 10e séminaire d'accompagnement, *Responsabilité et médiation en génétique*, mercredi 14 mars 2007, « La procédure d'information génétique familiale ».

médecin qui annonce une maladie génétique à un individu engage, dans la plupart des cas, toute une constellation familiale et désigne la personne qui consulte comme porte-parole de la mauvaise nouvelle aux apparentés, ce qui est souvent vécu avec beaucoup d'appréhension. Par son nouveau statut, l'annonceur partage avec le médecin un ensemble de questions : dire ou ne pas dire ? comment dire ? Toute vérité est-elle bonne à dire ? Lorsque la personne qui consulte comprend l'étendue du problème, elle se trouve parfois en grande difficulté pour diffuser une information qui bouleverse toute une famille.

Un père craignait ainsi de nuire à ses enfants en leur communiquant une information considérée comme redoutable. Ce général à la retraite de soixante-deux ans avait fait le test présymptomatique de la maladie de Huntington car il savait que sa mère était décédée de cette maladie. Lorsqu'il se rendit à la consultation, il venait d'apprendre qu'il était atteint d'un cancer avancé de la prostate. Sentant sa vie menacée, il avait décidé de faire le test pour prévenir ses enfants du risque familial. Lors des entretiens, il révéla qu'il avait caché le risque de la maladie de Huntington à ses enfants, en accord avec sa femme, décédée vingt ans plus tôt. Depuis, il était le seul à posséder cette information. Il avait quatre enfants et seize petits-enfants.

Étant donné son âge, il pensait ne pas être porteur du gène. Mais le résultat fut défavorable. Il nous fit part de son désir de ne rien dire à ses enfants ni à ses petits-enfants « car cela bouleversera leur vie ! ». Il préférait livrer cette information dans le testament qu'il était en train de rédiger. « Je laisserai une lettre en leur précisant que j'étais porteur du gène, mais que j'ai voulu les protéger de cette information redoutable le plus longtemps possible », dit-il.

Lorsque je lui demandai s'il ne valait pas mieux qu'il soit présent pour aider ses enfants et petits-enfants, les soutenir et les accompagner, il répondit : « Non, madame ! Il vaut mieux que cela soit fait par écrit après ma disparition. Dans mon testament, il y aura une lettre pour mon fils aîné qui est médecin. J'écrirai tout simplement : "Cher fils, j'étais porteur du gène de la maladie de Huntington. Vous êtes tous concernés ainsi que vos enfants. Veuillez m'en excuser. Papa." »

Ces réactions sont souvent très ancrées dans l'histoire de chaque individu. Elles reposent sur des aspects de la personnalité qu'un test génétique ne pourra pas changer. La généticienne et moi avons beaucoup appris de cette expérience sur ce qui peut faire obstacle à la transmission de l'information dans la famille.

Les modalités de communication de l'information génétique sont toujours le reflet authentique des modalités de la communication dans la famille. Une famille qui communique bien et qui a un bon partage des émotions n'hésitera pas à faire circuler l'information de manière fluide entre tous ses membres. Dans une famille où la communication est difficile ou compliquée, l'information circulera difficilement.

Ce cas nous apprend également beaucoup sur la place que les parents veulent occuper auprès de leurs enfants. Ce père voulait à sa manière, comme tant d'autres pères, tenir bon face à sa famille. Il ne voulait pas devenir de son vivant le porteur d'une mauvaise nouvelle à sa descendance. Mais sa crainte était aussi que cette nouvelle puisse détruire l'image que les enfants s'étaient forgée de lui en tant que père : ce père fort et sans faille qu'il voulait rester jusqu'au bout.

On comprend ainsi que le refus de dire la vérité n'est pas toujours le résultat d'une absence d'attention à l'autre, mais trouve parfois sa justification dans la crainte de nuire à l'autre. Ce que ce père de famille qualifiait, pour se défendre, de « mensonge par amour ». Mais sous prétexte de protéger les siens, n'était-ce pas d'abord son image qu'il voulait protéger ?

## Mensonge ou secret ?

Ne pas informer quelqu'un relève-t-il du mensonge ou du secret ?

Le mensonge est « une assertion sciemment contraire à la vérité, faite dans l'intention de tromper[1] ». Il se construit lorsque le dialogue ne peut pas se fonder sur une réalité et une vérité communes à tous. On peut se mentir à soi-même et on peut mentir à autrui. Il y a des mensonges pieux et des mensonges innocents sans importance. Mais d'autres sont plus lourds de conséquences et impliquent la vie des autres.

On ment parce que l'on n'est pas, à ses propres yeux, comme on aurait voulu ou dû être. Le mensonge, résultat de cette distorsion entre le moi idéal et le moi réel, entraîne l'individu dans une fuite en avant où il se perd et se piège pour préserver l'image idéale qu'il veut donner aux autres de lui-même. En effet, celui qui ment est peu à peu conduit à organiser sa vie autour de ce mensonge. Entraîné dans la spirale du mensonge, le père a ainsi dit à ses enfants que sa mère, atteinte de la maladie de Huntington, était morte d'une maladie de Parkinson. Quand son frère aîné était tombé malade à son tour, il avait éloigné ses enfants de leur oncle et de toute sa famille pour protéger son secret. Prisonnier de son mensonge, celui qui voulait être perçu comme le protecteur bienfaisant de sa famille, comme une figure héroïque, n'a pas pu affronter les siens et les informer du risque de la maladie, les laissant tous dans une grande solitude. Et lui aussi.

Un secret est « un ensemble d'informations qui doivent être réservées à quelques-uns et que le détenteur ne doit pas révéler[2] ». Le secret se construit

1. Dictionnaire culturel en langue française, sous la direction d'Alain Rey, Le Robert, 2005.

2. *Ibid.*

souvent aussi comme le mensonge, par honte, par culpabilité et pour préserver son image aux yeux des autres. Le mot « secret », du latin *secretum* (lieu à l'écart), désigne comment une ou plusieurs personnes restent écartées, coupées de la vérité. Ainsi le secret produit-il en général une division entre ceux qui savent et ceux qui ne savent pas.

Dans les profondeurs des histoires familiales réside souvent un secret : une femme qui tait l'infidélité de son mari, l'alcoolisme du père, la véritable identité de l'un des membres de la famille... Ces sujets sont tabous, comme peuvent l'être parfois l'orientation sexuelle, l'adoption, les enfants illégitimes, le suicide, la maladie mentale, les maladies génétiques aussi. Le secret peut passer d'une génération à une autre sans jamais être découvert. Lorsqu'il concerne le noyau familial, il risque de perturber l'harmonie du foyer, qui devrait être un lieu de soutien, de confiance et de fidélité. Certains secrets ne sont pas nocifs, mais d'autres constituent une menace physique et morale, comme dans le cas des maladies génétiques graves, lorsque l'on garde secrète une information qui fait courir un danger à autrui.

Pour S. Tisseron, le « traitement du secret passe par la nécessité de renoncer à l'idéalisation[1] ». Selon lui, les secrets sont entretenus « par le désir d'idéaliser nos parents et par celui de paraître parfaits aux yeux de nos propres enfants ». Il propose de faire le deuil de la perfection et d'accepter que notre existence et celle de ceux que nous aimons soient « éloignées de l'idéal que nous nous en faisons ».

1. Tisseron S., *Nos secrets de famille, Histoires et modes d'emploi*, Ramsay, 2003.

## Bien individuel et bien commun

La révélation d'une maladie génétique inaugure un nouveau chapitre de l'histoire familiale, qui contient désormais une information nouvelle, chargée d'un potentiel traumatique pour le sujet atteint ou porteur, mais aussi pour sa fratrie, pour la génération des ascendants et celle des descendants. Cette nouvelle donne transforme et désorganise la continuité dans laquelle l'histoire familiale tentait de se maintenir.

Parfois, ce qui est bien pour les autres entre en contradiction avec ce qui est bien pour soi-même. Ce sont des situations complexes où bien individuel et bien commun sont en conflit. Lorsque M. et Mme C. apprennent que Thibault, leur fils de vingt ans, est porteur du gène de la maladie de Steinert, ils découvrent que les difficultés scolaires qu'il avait rencontrées n'étaient pas dues à sa « fainéantise », comme son père l'avait longtemps décrété, ni à la « relation fusionnelle » que le psychiatre de Mme C. avait évoquée pour expliquer ce retard. Comprenant que leur fils est atteint d'une maladie génétique qui comporte des troubles cognitifs et dont l'un des deux parents est porteur asymptomatique, ils ressentent un « terrible soulagement ». Cette expression traduit l'ambiguïté dans laquelle ils se trouvent. Ils sont soulagés de comprendre que la maladie est identifiée et que l'état de leur fils n'est pas le résultat de leur « mauvaise éducation » ou de « quelque chose qu'ils auraient pu rater avec lui ». Mais ce soulagement n'exclut pas une « terrible » interrogation : l'un d'entre eux est porteur et a transmis la maladie à leur fils, mais lequel ? Souhaitent-ils le savoir ? Pour le moment, ils préfèrent ne pas savoir : « Nous avons déjà beaucoup à nous reprocher, dit M. C., tant d'années d'incompréhension de la maladie de Thibaut. » Faire le test maintenant et découvrir lequel est porteur équivaudrait à relancer la thématique de la responsabilité, mais cette fois sur une tout autre toile de fond : « L'un d'entre nous aurait transmis le gène maléfique ! » dit Mme C. Ils ne trouvent aucun argument positif pour se soumettre au test génétique : ils ne vont pas avoir d'autres enfants compte tenu de leur âge, ils n'ont aucun problème de santé, et surtout ils ne se sentent pas prêts psychologiquement à affronter une nouvelle épreuve.

Cependant, M. et Mme C. ont des neveux et des nièces en âge de procréer. Ils estiment devoir les informer qu'ils courent le risque de transmettre le gène à leurs descendants, notamment leurs nièces, qui pourraient transmettre une forme grave de la maladie de Steinert. Ainsi, ils se débattent désormais face à ce dilemme : ne pas vouloir savoir qui a transmis la maladie à leur enfant et devoir informer leur famille. Qui prévenir s'ils ne savent pas quelle branche de la famille est concernée ? Prévenir tout le monde ? Ne prévenir personne ? Faire le test, alors qu'ils ne se sentent pas prêts à accueillir le résultat ? Cette situation illustre bien l'idée que l'information génétique a une portée collective. Elle ne concerne pas un individu isolé mais tout un groupe, mettant en tension le bien individuel et le bien commun.

Quelques mois plus tard, ils reviennent pour faire le test génétique. Ils ont compris que rien ne leur était plus difficile que de garder cette information pour eux-mêmes. D'ailleurs, ils ont tous les deux parlé avec leurs frères et sœurs qui attendaient le résultat avec impatience, afin de venir faire le test si nécessaire. Une fois encore, on observe que la temporalité proposée et les échanges avec tous les membres de l'équipe pluridisciplinaire contribuent à faire progresser la réflexion et changer le point de vue. Dans ces conditions, le bénéfice de tous permet d'accéder au bénéfice individuel.

## Ce qu'il faut savoir

La personne qui consulte devenue un annonceur potentiel, mais novice en la matière, pourra constater qu'annoncer est un acte difficile. Parfois, elle choisira de fuir ses responsabilités. Mais c'est généralement une réaction passagère provoquée par le choc de l'annonce de la maladie, qui suscite angoisse et interrogations : « Suis-je porteur du gène ? Ai-je transmis la maladie à mes propres enfants ? Dois-je prévenir toute ma famille ? Comment vont-ils réagir ? Ai-je le droit ? » Les questions ne se posent pas seulement en termes de responsabilité, mais aussi d'injustice : « Qu'ai-je fait ? Pourquoi moi ? »

Toute atteinte génétique renvoie à la fois à la transmission biologique au sens patrimonial et à l'ensemble des représentations qu'une personne peut avoir de l'histoire dans laquelle elle se trouve impliquée. Une grand-mère à qui l'on venait d'annoncer son statut de porteuse du gène d'une myopathie dit : « Avant l'annonce, nous étions une famille comme les autres. Il pèse désormais sur nous le poids d'une menace sur trois générations. »

La consultation génétique pluridisciplinaire (généticien, conseiller en génétique et psychologue), qui offre du temps et du soutien, peut être un lieu privilégié pour élaborer toutes ces questions. Ce n'est pas la quantité d'informations qui aide, mais surtout la qualité de l'échange entre les interlocuteurs. Celui ou celle qui consulte peut avoir besoin d'une aide concrète de la part du généticien et du conseiller en génétique pour accomplir son travail d'annonceur. Des brochures explicatives, une lettre rédigée avec le généticien peuvent l'aider à se sentir plus confiant pour accomplir son rôle. L'entretien psychologique n'est pas un luxe dans ce type de dispositif médical. Le psychologue clinicien peut, dans ce cadre, proposer un pont pour créer une articulation entre le savoir objectif communiqué et la problématique personnelle. Il incite à la responsabilité du sujet, en invitant celui qui consulte à prendre l'information communiquée lors de la consultation de génétique comme un moyen de maîtriser son destin et non comme une fatalité à laquelle il serait condamné.

Boris Cyrulnik parle d'une nécessité de se donner du temps pour dire certaines choses difficiles et d'un passage entre le mensonge et la vérité qui est fait de temps, comme s'il nous invitait à penser à une préparation lente pour y parvenir. Pour lui, il ne s'agit pas d'asséner la vérité comme un coup de poing dans la figure, mais dans une « lenteur de la conversation, avec ses imperfections, qui permettent la lenteur de l'échange[1] ».

1. Solemne M. de, *La Sincérité du mensonge, Dialogue avec Boris Cyrulnik, Paul Lombard, André Bercoff, Christian Delorme*, Dervy, 1999.

# Conclusion

Quelle que soit la maladie génétique, sa survenue constitue, pour la personne atteinte et sa famille, un événement qui marquera une rupture avec leur état antérieur : la menace d'une maladie ou sa présence permanente engendrent angoisse et incertitude, voire un repli sur soi-même.

Le souhait de ce livre est que chaque personne confrontée à cette épreuve prenne conscience qu'elle peut trouver en elle, mais aussi autour d'elle, les ressources dont elle a besoin pour vivre.

Du point de vue du psychologue, une maladie génétique ne peut être pensée en dehors de la personne concernée. Toute tentative de généralisation sur des typologies, des traits de personnalité et des modes d'adaptation caractéristiques d'une maladie donnée devrait être relativisée à la lumière de cette évidence : la maladie ne s'inscrit jamais sur une page blanche. C'est avec leur histoire personnelle que les malades et leur famille affrontent la maladie quand elle surgit. Cette histoire est déterminante dans la manière dont chacun va réagir, résister et s'armer pour y faire face.

L'existence même peut être menacée par la maladie, non seulement parce qu'elle la met en péril, mais surtout parce que son poids est tel qu'elle peut réduire la vie à de la survie. Pour Emmanuel Hirsch, la réponse à cette détresse se trouve dans l'envie de se battre, dans la solidarité familiale et collective : « Vivre ou survivre à la maladie consiste à pouvoir bénéficier de la capacité d'engager et d'assumer des stratégies de lutte, parfois à long terme. Cette capacité de lutter tient à la fois à la mobilisation de ressources personnelles, mais aussi aux modalités de soutien des proches, et aux différents dispositifs témoignant du devoir de solidarité[1]. »

Pour se reconstruire, après le séisme, il est capital d'être accompagné, d'aller à la rencontre d'autrui, de découvrir les autres et de créer du lien. Individuellement, la maladie peut être une occasion de découvrir de nouvelles valeurs, en soi, chez les autres.

Pour tous ceux qui accompagnent les familles de malades, différents comportements sont possibles : prendre part de manière hyperactive pour colmater l'angoisse, ce qui donne l'illusion de faire quelque chose pour l'autre ; disparaître ou démissionner, pour éviter toute confrontation à la souffrance humaine ; s'engager par ses actes et ses paroles, mais en reconnaissant ses propres limites, avec beaucoup de respect et d'humilité.

Des expériences fortes vécues entre le malade et les équipes médicales témoignent également de l'importance des liens tissés avec ceux qui vont accompagner les familles tout au long de la maladie. Ces liens constituent des trésors sur lesquels le patient pourra s'appuyer pour vivre avec sa maladie.

Enfin, l'espoir qu'un jour ces maladies seront guéries est toujours présent en chacun de nous. Au cours de ces épreuves, notre responsabilité consiste à faire en sorte que les familles gardent espoir et puissent continuer, non à survivre, mais à vivre avec une maladie génétique.

J'espère que ce livre y aura contribué.

1. www.espace-ethique.org.

# Bibliographie

Almqvist E.W., Bloch M., Brinkman R., Craufurd D., Hayden M.R., « A worldwide assessment of the frequency of suicide, suicide attempts, or psychiatric hospitalization after predictive testing for Huntington disease », *Am. J. Hum. Genet.*, 1999 May, 64 (5), p. 1293-304.

Angel P., Mazet P., *Guérir les souffrances familiales*, PUF, 2004.

Aubert-Godard A., « Du lien fraternel génétique comme révélateur du lien fraternel fondamental », *in* Marty F., *Le Lien et quelques-unes de ses figures*, Rouen, PURH, 2002.

Aubert-Godard A., Scelles R., « Écouter les pères, leur ménager une place, une mesure de prévention pour le devenir de l'enfant handicapé et de ses proches », *Pratiques psychol.*, 2004, 10, p. 169-85.

Aubert-Godard A., Scelles R., Avant M., Gargiulo M., Gortais J., *Annonce du handicap, Analyse de ce que vit le médecin-annonceur et des représentations qu'il a des frères et sœurs et des pères*, Fondation de France, 2002-2005 ; « Des médecins parlent de leur expérience de l'annonce, L'annonce d'une maladie grave de l'enfant à ses parents », *Neuropsychiatr. enfance adolesc.*, 2008, 56 (8), p. 524-9.

Aymé S. *Les Injustices de la naissance*, Hachette Littérature, 2000.

Berthoz A., *La Décision*, Odile Jacob, 2003.

Bettelheim B., *Le Cœur conscient*, Robert Laffont, 1972.

Bitouzé V., « Mort périnatale et processus de deuil », *in*

Bydlowski M., *Psychopathologie périnatale,* 1re journée d'étude, Paris 7 - Denis-Diderot, 1997, PUF, 1998.

Bonadona V., Saltel P., Desseigne F., Mignotte H., Saurin J.-C., Qing Wang *et al.*, « Cancer patients who experienced diagnostic genetic testing for cancer susceptibility : reactions and behavior after the disclosure of a positive test result », *Cancer Epidemiol. Biomarkers Prev.*, 2002 Jan., 11 (1), p. 97-104.

Briard M.-L., « Conseil génétique », *Encyclopédie médico-chirurgicale, Gynécologie/Obstétrique*, 2007, 5-019-A-10, p. 18.

Brun D., *L'Enfant donné pour mort*, Eshel, 2001.

Buchanan D.C., LaBarbera C.J., Roelofs R., Olson W., « Reactions of families to children with Duchenne muscular dystrophy », *Gen. Hosp. Psychiatry*, 1979 Sep., 1 (3), p. 262-9.

Caniou M., « Vous n'êtes pas porteur du gène de la chorée de Huntington ! », *in* Héron D., Feingold J., Pinell F., Terrenoire G., Gargiulo M., Dürr A., *Médecine prédictive, quelle place pour l'homme ?*, hors-série de la revue de Laënnec *Médecine, santé, éthique*, 1999, n° 3-4 ; « Témoigner de l'expérience d'un savoir et de la temporalité », *La Lettre de l'Espace éthique AP-HP*, 2001, hors-série n° 2, *Les Tests génétiques : grandeur et servitude*.

Charron P., Héron D., Gargiulo M., Feingold J., Oury J.-F., Richard P. *et al.*, « Prenatal molecular diagnosis in hypertrophic cardiomyopathy : report of the first case », *Prenat. Diagn.*, 2004 Sep., 24 (9), p. 701-3.

Ciccone A., « La tyrannie chez l'enfant porteur de handicap », *Champs psychosomat.*, 2007, 1 (45), p. 35-51.

Council of Europe, *Convention for the protection of human rights and dignity of the human being with regard to the application of biology and medicine : Convention on Human Rights and Biomedicine*, CETS n° 164, Oviedo, 1997.

Cyrulnik B., *Un merveilleux malheur*, Odile Jacob, 1999.

Daffos F., *La Vie avant la vie*, Hachette Littérature, 1995 : *Femmes au bord de la crise de nerfs*, Calmann-Lévy, 2002.

Daoud Abi M.S., Dooley J.M., Gordon K.E., « Depression in parents of children with Duchenne muscular dystrophy », *Pediatr. Neurol.*, 2004 Jul., 31 (1), p. 16-9.

Delliaux M., Delval A., Krystkowiak P., Destee A., Defebvre L., Dujardin K., « À propos de la maladie de Huntington : rôles respectifs de la famille et des professionnels de santé dans la transmission de l'information », *Rev. neurol.*, 2008 févr., 164 (2), p. 148-55.

Dieusaert J., *Un forum par Internet, pour des malades et familles touchés par l'ataxie de Friedrich : enjeux, représentations et perspectives*, mémoire du diplôme universitaire d'accompagnement des personnes atteintes de maladies génétiques et leur famille, Paris VI-Pierre-et-Marie-Curie, 2003.

Driben A., « Diagnostic prénatal et clinique de deuil », *Psychiatrie française, genétique et psychiatrie*, 2000, vol. 31, n° 2.

Dudokdewit A.C., Tibben A., Frets P.G., Meijers-Heijboer E.J., Devilee P., Klijn J.G., *et al.*, « BRCA1 in the family : a case description of the psychological implications », *Am. J. Med. Genet.*, 1997 Jul. 11, 71 (1), p. 63-71.

Dürr A., Gargiulo M., Feingold J., « Les tests présymptomatiques en neurogénétique », *Médecine sciences*, 2005, 21 (11), p. 934-9.

Evrard I., Lahlou K., Hahn V., Gargiulo M., Feingold J., Dürr A., *Étude sur le devenir après un test présymptomatique de la maladie de Huntington*, mémoire de diplôme universitaire de santé publique, École de santé publique de Nancy, 2001.

Fardeau M., « Réflexions sur l'annonce du diagnostic d'une affection gravement invalidante chez l'enfant : les gestes pour le faire, les mots pour le dire », 6e colloque des maladies neuromusculaires, 21-25 oct. 1996, *Perspectives psy.*, 1996, 35 (suppl 4), p. 8-12.

Fédida P., *Des bienfaits de la dépression, Éloge de la psychothérapie*, Odile Jacob, 2001.

Ferenczi S., *Réflexions sur le traumatisme, Œuvres complètes*, IV (1927-1933), Payot, 1982.

Fitzpatrick C., Barry C., « Cultural differences in family communication about Duchenne muscular dystrophy », *Dev. Med. Child. Neurol.*, 1990, n° 32 (11), p. 967-73.

Fournier J.-L., *Où on va papa ?*, Stock, 2008.

Freud A., *Le Moi et les mécanismes de défense*, 1936, trad. Anne Berman, PUF, 1993.

Freud S., *Inhibition, symptôme, angoisse*, *OCF XVII*, PUF, 1926 ; *Totem et tabou*, Petite Bibliothèque Payot, 1965 ; « Les explications sexuelles données aux enfants, Lettre ouverte au Dr M. Fürst », *La Vie sexuelle* (1907), 9e éd., PUF, 1992.

Frezal J., Briard M.-L., « Malformations congénitales et conseil génétique », *Projet*, 1983, 195, p. 61-5.

Frischmann M., Gargiulo M., « Retentissement de l'annonce d'une maladie neuromusculaire sur le projet de vie », *Réadaptation*, 2005, 520, p. 17-9.

Frischmann M., Gargiulo M., Gortais J., « La fratrie confrontée aux inégalités de la génétique », *in* Bert C., *La Fratrie à l'épreuve du handicap*, Érès, 2006.

Frydman R., Picone O., « L'IMG : qui décide ? », *La Décision entre médecine et psychanalyse, Enjeux contemporains*, 10e colloque de médecine et de psychanalyse, Paris, 17-18 janvier 2009, *Études freudiennes*, société de médecine et psychanalyse, hors-série.

Gargiulo M., « L'annonce postnatale du handicap, Maladies neuromusculaires : l'annonce faite à l'enfant », *in* Denormandie P., Hirsch E.C., *L'Annonce anténatale et postnatale du handicap : un engagement partagé*, Doin-Lamarre-AP-HP, 2001.

Gargiulo M., Capecchi T., Lahlou-Laforet K., Evrard I., Feingold J., Dürr A., « Maladie dominante à révélation tardive : l'information du risque dans les familles », 1res assises de génétique humaine et médicale, Marseille, 18-20 janvier 2002.

Gargiulo M., Dürr A., « Guérir du risque ? », *Médecine prédictive, quelle place pour l'homme ?*, hors-série de la revue de Laënnec *Médecine, santé, éthique*, 1999, no 3-4, p. 16-9.

Gargiulo M., Lejeune S., Tanguy M.L., Lahlou-Laforet K., Faudet A., Cohen D. *et al.*, « Long-term outcome of presymptomatic testing in Huntington disease », *Eur. J. Hum. Genet.*, 2009 Feb., 17 (2), p. 165-71.

Gargiulo M., Mazet P., Frischmann M., « L'annonce du diagnostic à l'enfant : à propos de sa quête de savoir », 7e colloque de médecine et psychanalyse, *Violence de l'annonce, violence du dire*, Paris, 15-16 janvier 2005, *Études freudiennes*, Société de médecine et psychanalyse-Centre de recherches « Psychanalyse et Médecine », 2005.

Golse B., « Différentes attitudes face au handicap : les professionnels, la famille, la société », *in* Denormandie P., Hirsch E.C., *L'Annonce anténatale et postnatale du handicap : un engagement partagé*, Doin-Lamarre-AP-HP, 2001.

Golse B., Barbot F. de, Gourand L., Roy J., Nolen M.C, Tomkiewicz S. *et al.*, « La culpabilité dans tous ses états », 16es journées nationales de l'ANECAMSP, Annecy, 1999, Paris, Contraste, Enfance et Handicap-ANECAMSP, 1999.

Green A., *Le Complexe de la mère morte, Narcissisme de vie, narcissisme de mort*, Minuit, 1983.

Hartke R., « La situation traumatique fondamentale dans la relation analytique », *Rev. fr. psychanal.*, 2005, 69 (4), p. 1225-45.

Haute Autorité de santé, *Annoncer une mauvaise nouvelle*, site de la HAS, 2008.

Hayez J.-Y., *La Guidance parentale*, Privat, 1980.

Héron D., « Le diagnostic prénatal en France aujourd'hui », séminaire de génétique, hôpital Pitié-Salpêtrière, mars 2007.

Herson A., « Enfant atteint d'une maladie neuromusculaire : annonce, savoir et vécu du handicap », *in* Ciccone A., Korff-Sausse S. *et al*, *Cliniques du sujet handicapé, Actualité des pratiques et des recherches*, Érès, 2007.

Hirsch E.C., « Quelques repères pour une éthique de la communication et de l'information en pédiatrie », *La Lettre de l'Espace éthique AP-HP*, 2000, 12-13-14, p. 55.

International Huntington Association, World Federation of Neurology, « Guidelines for the molecular genetics predictive test in Huntington's disease », *Neurology*, 1994, Aug., 44 (8), p. 1533-6.

James C.A., Hadley D.W., Holtzman N.A., Winkelstein J.A., « How does the mode of inheritance of a genetic condition influence families ? A study of guilt, blame, stigma, and understanding of inheritance and reproductive risks in families with X-linked and autosomal recessive diseases », *Genet. Med.*, 2006 Apr., 8 (4), p. 234-42.

Korff-Sausse S., « Vous n'y êtes pour rien. Hasard et devenir

psychique », *Topique, Revue freudienne*, 1997, vol. 63, p. 131-57.
Lahlou-Laforet K., « Diagnostic génétique en cancérologie : l'exemple du paragangliome », laboratoire Wyeth, revue en ligne : wwwDocteurW.com, Éditions scientifiques L&C, 2008.
Lasset C., « Prise en charge des patients cancéreux reconnus porteurs d'une prédisposition héréditaire au cancer du sein ou du colon non polyposique dans la région lyonnaise. Évaluation des conséquences psycho-sociales et des protocoles de prévention, Programme hospitalier de recherche clinique (PHRC), UMR/CNRS 5558, LBBE « Biométrie et Biologie évolutive », UCB Lyon I, Villeurbanne, 1997.
Lévy-Soussan P., *Éloge du secret*, Hachette littératures, 2006.
Lorenzen J., Holzgreve W., « Helping parents to grieve after second trimester termination of pregnancy for fetopathic reasons », *Fetal Diagn. Ther.*, 1995, May-Jun, 10 (3), p. 147-56.
Mattei J.-F., « Indispensables conseillers en génétique », éditorial du Pr J.-F. Mattei, newsletter de l'Association française du conseiller en génétique, 2005, 1, http://asso.orpha.net/AFCG/cgi-bin/.
Mazet P. H., Briard M.L., Firschmann M., Gargiulo M., *Maladies génétiques des histoires de famille, Guérir les souffrances familiales*, PUF, 2004.
Mijolla A. de (sous la dir. de), *Dictionnaire international de la psychanalyse*, Calmann-Lévy, 2002.
Missonnier S., « Entre agonie primitive du bébé et angoisse signal, la genèse de l'anticipation », *Neuropsychiatr. enfance adolesc.*, 2005, 53(1-2), p. 36-45.
Montoux F., Bénony H., Andronikof-Sanglade A., Urwand S., Raphaël J.-C., « Étude de la qualité de vie d'un groupe de myopathes de Duchenne de Boulogne ventilés à domicile », actes des 3es entretiens de la Fondation Garches, Association d'entraide des polios et handicapés, 1990.
Moro M.-R., « Les interventions psychiatriques en situation de crise : épistémologie critique », in *Psychiatrie humanitaire en ex-Yougoslavie et Arménie, Face au traumatisme*, PUF, 1995.

Munnich A., Glorion C., *La Rage d'espérer, La génétique au quotidien*, Plon, 1999.

Nolen M.-C., « Comment trouver sa juste place » (communication orale), assemblée générale de l'Association française contre les myopathies, 2008.

Pedinielli J.-L., Bertagne P., Montreuil M., « L'enfant et la maladie somatique : le "travail de la maladie" », *Neuropsychiatr. enfance adolesc.*, 1996, 44 (1-2), p. 22-31.

Pellerin P., « Au-delà du diagnostic d'une maladie génétique, la question de l'information de la parentèle », *Ann. pharm. fr.*, 2009, jan., 67 (1), p. 20-4.

Perez M., groupe Souffrance, lettre adressée au Comité de pilotage de la 3e journée nationale sur les maladies neuromusculaires, Évry, 2003.

Porée J., « Prédire la mort, L'exemple de la maladie de Huntington », *Esprit*, 1998, 243, p. 17-26.

Rothenburger S., Sibertin-Blanc D., Schweitzer M., « Interruption médicale de grossesse, aspects éthiques et psychologiques », *Ann. méd. Nancy Est*, 1997, 36 (3), p. 181-4.

Roy J., « Souffrance psychique et maladies neuromusculaires » (communication orale), journée de pédopsychiatrie et de neuropédiatrie, Lille, 19 septembre 2006.

Roygnan C., « Le cancer colorectal en oncogénétique : le cas-index face à la communication à la famille », *Psycho-oncologie*, 2008, 2 (3), p. 146-52.

Salmona S., *L'Absence*, nouvelle disponible sur son blog http://sarahsalmona.blogs-handicap.com, 2006.

Scelles R., « Les frères et les sœurs et la non-annonce du handicap », *Pratiques psychol.*, 1998, 2, p. 83-91 ; « Famille et handicap : prendre en compte des spécificités du trauma de chacun », *in* Ciccone A., Korff-Sausse S. *et al.*, *Cliniques du sujet handicapé, Actualité des pratiques et des recherches*, Érès, 2007.

Solemne M. de, *La Sincérité du mensonge, Dialogue avec Boris Cyrulnik, Paul Lombard, André Bercoff, Christian Delorme*, Dervy, 1999.

Solemne M. de, Leloup J.-Y., Naquet P., Ricœur P., Rougier S., *Innocence et culpabilité*, Albin Michel, 2007.

Soubieux M.-J., « Diagnostic prénatal et filiation : quel futur pour l'enfant imparfait ? », *in* Robineau C., *Filiations à l'épreuve*, Érès, 2002.

Soulé M., Soubieux M.-J., « Psychanalyse, médecine fœtale et échographie », *J. psychana. enfant.*, 2003, 32.

Stoppa-Lyonnet D., « Diagnostic prénatal, interruption médicale de grossesse, diagnostic pré-implantatoire et formes héréditaires de cancers », rapport rédigé à la demande de l'Agence de la biomédecine et de l'Institut national du cancer, 2008.

Tisseron S., *Nos secrets de famille, Histoires et modes d'emploi*, Ramsay, 2003.

Vanistendael S., « La résilience ou le réalisme de l'espérance, Blessé mais pas vaincu », *Les Cahiers du BICE*, 2006.

Zeanah C.H., « Adaptation following perinatal loss : a critical review », *J. Am. Acad. Child Adolesc. Psychiatry*, 1989 Jul., 28 (4), p. 467-80.

# Remerciements

Au Dr Alexandra Dürr, qui m'a ouvert les portes de la génétique à une époque de grands changements. Ensemble, nous avons essayé de décrire ce qui se déroulait sous nos yeux. Depuis, nos échanges d'idées sont constants et toujours passionnés.

À tous mes collègues de l'Institut de myologie à l'hôpital de la Pitié-Salpêtrière, en particulier au Pr Bruno Eymard, qui dirige l'unité de pathologies neuromusculaires, pour sa conception humaniste de la médecine, qu'il nous fait partager.

Au Dr Delphine Héron, pour notre très riche collaboration.

Au Pr Philippe Mazet, pour toutes ces années de réflexion dans le cadre du diplôme universitaire d'accompagnement des personnes atteintes de maladies génétiques et de leurs familles à Paris-VI.

À l'Association institut de myologie et à son équipe de coordination, ainsi qu'à l'Association française contre la myopathie, pour le soutien et la reconnaissance apportés à mon travail.

À Martine Frischmann, pour nos échanges précieux et sans complaisance.

À toutes les familles que j'ai rencontrées et dont j'ai beaucoup appris.

À Marcelo et mes enfants, Lindolfo et Manuel.

# Table

## Dans la même collection

*Hommes et femmes face au deuil*
Nadine Bauthéac

*La vie en maison de retraite*
Claudine Badey-Rodriguez

*Vivre le grand âge de nos parents*
Anne Belot et Joëlle Chabert

*Vivre le deuil au jour le jour*
Dr Christophe Fauré

*Vivre ensemble la maladie d'un proche*
Dr Christophe Fauré

*Le Couple brisé,*
*de la rupture à la reconstruction de soi*
Dr Christophe Fauré

*Après le suicide d'un proche,*
*vivre le deuil et se reconstruire*
Dr Christophe Fauré

*Ensemble mais seuls,*
*apprivoiser le sentiment de solitude dans le couple*
Dr Christophe Fauré

*Le diagnostic anténatal*
Dr Clarisse Foncacci

*L'attente et la perte du bébé à naître*
Micheline Garel et Hélène Legrand

*Mal de mère, mal d'enfant*
Catherine Garnier-Petit

*Quand la mort sépare un jeune couple,*
*le veuvage précoce*
Corine Goldberger

*Une nouvelle vie pour les seniors,*
*psychologie de la retraite*
Philippe Hofman

*Des nuits sans insomnie,*
*pour en finir avec les troubles du sommeil*
Dr François Marchand
et Françoise du Sorbier

*Réussir sans se détruire,*
*des solutions au stress du travail*
Dr Christophe Massin
et Dr Isabelle Sauvegrain

*Composition IGS-CP*
*Impression : Imprimerie Floch, octobre 2009*
*Éditions Albin Michel*
*22, rue Huyghens, 75014 Paris*
*www.albin-michel.fr*
*ISBN : 978-2-226-18776-5*
*N° d'édition : 26026 – N° d'impression : 74847*
*Dépôt légal : novembre 2009*
*Imprimé en France.*